Richie Bostock

Superkraft Atmung

GOLDMANN

Buch

Ändere deinen Atem, und du änderst dein Leben – das ist die Devise von Richie Bostock, dem »Breath Guy«. Er zeigt uns, wie wir mit etwas Übung den Atemmechanismus wieder in den ursprünglichen und optimalen Zustand bringen und somit unsere körperliche und seelische Gesundheit, Leistungsfähigkeit und unser emotionales Gleichgewicht verbessern können. In diesem Buch präsentiert er die Erkenntnisse und Methoden aus den Jahren seines Arbeitens mit dem Atem sowie einen Schritt-für-Schritt-Leitfaden für bewusstes Atmen.

Autor

Richie Bostock zählt zu den weltweit führenden Atem-Coaches. Um für seinen an Multipler Sklerose erkrankten Vater eine wirksame Therapie zu finden, forschte er auf allen fünf Kontinenten und lernte von Ärzten, Heilern und Meistern wie »Iceman« Wim Hof. Nachdem es seinem Vater dank spezieller Atemübungen besser ging, blieb Bostock ein begeisterter Botschafter für Atemarbeit und nennt sich heute »The Breath Guy«. Er verbindet traditionelle Ansätze aus den Martial Arts, Qigong und Yoga mit modernen westlichen Techniken aus Sport, Schauspieltraining sowie Psycho- und Physiotherapie und macht sie so noch wirkungsvoller.

RICHIE BOSTOCK

SUPERKRAFT ATMUNG

Stress reduzieren, die Kreativität erhöhen und chronische Erkrankungen heilen

Aus dem Englischen von Yutta Klingbeil

GOLDMANN

Dieses Buch erschien erstmals 2020 unter
dem Titel »Exhale« bei Penguin Books Ltd, London.

MIX
Papier | Fördert
gute Waldnutzung
FSC® C014496
FSC
www.fsc.org

Penguin Random House Verlagsgruppe FSC®-N001967

2. Auflage
Deutsche Erstausgabe Januar 2022

Umschlaggestaltung: UNO Werbeagentur, München,
nach einem Entwurf von ki36 Editorial Design, München
Umschlagmotiv: David Malan/Getty Images
Illustrationen: © Tina Evangelides, 2020
Lektorat: Angela Kuepper, München
JG · Herstellung: cb
Satz: Satzwerk Huber, Germering
Druck: GGP Media GmbH, Pößneck
Printed in Germany
ISBN 978-3-442-22334-3

www.goldmann-verlag.de

Für meine Eltern Yuyin und David –
durch euch wurde dieses Buch zum Leben erweckt.

INHALT

»Da machte Gott der Herr den Menschen aus Erde vom Acker und blies ihm den Odem des Lebens in seine Nase. Und so ward der Mensch ein lebendiges Wesen.«

Genesis 2:7

»… und dann vergaß der Mensch.«

Richie Bostock

EINLEITUNG
Ändere deinen Atem, und du änderst dein Leben

Hast du dich jemals gefragt, warum du atmest?

Du denkst vermutlich, dass diese Frage eine ziemlich eindeutige Antwort nach sich zieht – wir müssen atmen, um zu überleben! Aber ist Atmen nicht mehr, als nur den Körper mit Sauerstoff zu versorgen?

Wir atmen ungefähr zwischen 17 000 und 29 000 Mal pro Tag und machen sechs bis zehn Millionen Atemzüge pro Jahr. Wenn man etwas so oft wiederholt, müsste man eigentlich eine entsprechend gute Vorstellung davon haben, wie und warum man es tut. Deshalb bin ich jedes Mal überrascht, wie wenig Verständnis über diese grundlegende Gesetzmäßigkeit des Lebens herrscht, die wir in jedem einzelnen Augenblick erleben.

Viele von uns sind sich des Atmens derart wenig bewusst, dass wir nicht merken, wie wir langfristig oder sogar in einem einzigen Augenblick dysfunktionale Atemgewohnheiten entwickeln, die unsere Gesundheit und Zufriedenheit nach und nach ruinieren können und sich in körperlichen und psychischen Symptomen zeigen. Diese reichen von Müdigkeit, Kopfschmerzen, Verdauungsproblemen und Schlafstörungen bis hin zu chronischem Stress und Angstzuständen.

Schätzungen zufolge sind etwa 60 Prozent der Notarzteinsätze in großen amerikanischen Städten auf Atemwegserkrankungen zurückzuführen.[1] Ich möchte hierzu Donna Farhi zitieren, eine weltweit anerkannte Yogalehrerin: »Ein beiläufiger Blick auf die Straßen einer Großstadt zeigt, in welchem Maße enge Gürtel, angespannte Körper und eng getaktete Terminpläne uns buchstäblich den Atem rauben.«

Es gibt jedoch eine gute Nachricht. Beobachte einmal den Atem eines Kleinkinds, wie er auf natürliche und offene Weise fließt. Mit etwas Verständnis und Übung kannst du deinen Atemmechanismus leicht in den ursprünglichen, optimalen Zustand zurückführen. Es ist nicht anders als das Erlernen einer neuen Fähigkeit. Und dieses Buch hilft dir dabei, genau das zu erreichen.

Und es geht noch weiter. Stell dir deinen Atem als ein körpereigenes, eingebautes Schweizer Taschenmesser vor. Hier hast du ein Werkzeug, das dir in zahlreichen Situationen helfen kann und deine körperliche und seelische Gesundheit, deine Leistungsfähigkeit und dein emotionales Gleichgewicht verbessert. Ob du nun ein unter Schlafmangel leidender Elternteil bist, ein gestresster Geschäftsmann, eine Spitzensportlerin oder wer auch immer: Wenn du lernst, deinen Atem wie ein Werkzeug einzusetzen, wirst du einschneidende Veränderungen in deinem Leben erfahren. Überleg einmal – wenn dieses Versprechen so einfach ist, wie ein paar Atemzüge auf eine bestimmte Art und Weise zu machen, worauf wartest du dann noch?

In diesem Buch präsentiere ich dir die wesentlichen Erkenntnisse und Methoden aus den Jahren meines Lernens und Arbeitens mit dem Atem. Ich habe das Fachwissen von vielen modernen Lehrmeistern der Atemarbeit, Trainern von Spitzensportlern, Psychologen, Therapeuten, Forschern, Ärzten und Gesundheitsexperten in einen einfachen Schritt-für-Schritt-Leitfaden übertragen, damit auch du anfangen kannst, bewusst zu atmen.

Meiner Meinung nach sollte dieses Wissen, das aus alten Weisheitslehren wie auch aus wissenschaftlichen Innovationen stammt, jedem Menschen vermittelt werden. Schließlich atmet ein jeder von uns. Dieses Buch soll die Ausgangsbasis dafür schaffen, dass du die volle Kraft und das Potenzial deines Atems freisetzen kannst. Den Atem hast du bereits, also kannst du ihn auch gleich einsetzen!

In **Kapitel 1** möchte ich dich dazu inspirieren, den Atem als Beginn deiner individuellen Entdeckungsreise in eine vollkommen neue Welt der ungeahnten Möglichkeiten zu betrachten.

Als kleiner Junge liebte ich jedes Buch, jeden Film und jede Fernsehsendung über Menschen mit außergewöhnlichen Fähigkeiten. Von Filmen über Superhelden, die übernatürliche Kräfte und Schnelligkeit zeigten, bis hin zu Büchern über Zauberer und Hexen, die mit unglaublichen magischen Fähigkeiten ausgestattet waren, liebte ich die Vorstellung, dass Menschen ungeahnte verborgene Kräfte besitzen könnten. Vermutlich hoffte ich insgeheim, selbst eines Tages eine schlummernde Superkraft anzuzapfen, die nur darauf wartete, entdeckt zu werden.

Jahre später konnte ich immer noch nicht fliegen oder Berge versetzen. In **Kapitel 1** wirst du erfahren, wie eine interessante Wendung in meinem Leben mich auf eine Reise schickte, diese Superkraft aus dem realen Leben zu entdecken und zu erforschen. Wie sich herausstellte, besitzt jeder Mensch diese Kraft, aber nur wenige wissen, wie man sie einsetzt. Diese Superkraft kann Folgendes:

- Sie schenkt dir auf natürliche Weise mehr Energie als der nächste Espresso.

- Sie unterstützt dich darin, klarer zu denken und kreativer zu sein.
- Sie hilft dir, deinen unruhigen Geist abzuschalten und Ruhe zu finden, selbst in den stressigsten Momenten.
- Sie ermöglicht dir, innerhalb von Minuten einen meditativen Flowzustand zu erreichen (auch wenn du noch nie meditiert hast).
- Sie steigert deine sportliche Ausdauer.
- Sie verhilft dir zu einem besseren Schlaf.
- Und durch sie fühlst du dich selig.

Klingt unglaublich, oder? Nun, diese Kraft, die freigesetzt werden will, trägst du bereits in dir. Und sie befindet sich buchstäblich direkt vor deiner Nase.

In **Kapitel 2** erkläre ich dir die verschiedenen Atemmuster und -gewohnheiten sowie die Schritte, die nötig sind, um deine eigene Atmung richtig einschätzen zu können.

In **Kapitel 3** stelle ich dir auf der Grundlage deiner Einschätzung ein maßgeschneidertes *Breathe-Right*-Programm für 21 Tage vor, das deine Atemgewohnheiten wandeln und optimieren wird.

Der Rest des Buches widmet sich den besten Atemtechniken und -strategien, die ich weltweit erlebt und entwickelt habe und die du leicht in dein eigenes Leben integrieren kannst.

Kapitel 4 behandelt die wesentlichen Techniken für den alltäglichen Gebrauch. Das ist jedoch noch nicht alles. **Kapitel 5** bietet dir eine breite Palette von Methoden zur Anwendung in unterschiedlichen Situationen: von der Linderung von Panikattacken, der Steigerung der sportlichen Leistungsfähigkeit, dem Auskurieren eines Katers bis hin zur Steigerung der sexuellen Lust und der Unterstützung bei der Behandlung vieler chronischer Krankheiten. Letztendlich wirst du eine Vielzahl von Methoden zur Verfügung haben, die dir für jede individuelle Lebenslage nützlich sein können.

Dein Leben beginnt mit dem ersten Atemzug und endet mit dem letzten. Wie du in der Zeit dazwischen atmest, kann deine Erfahrung zutiefst beeinflussen. In diesem Buch erkläre ich dir, warum das so ist, und zeige dir, wie du bewusst und gezielt atmen kannst.

Alte und neue Welten prallen aufeinander: Alte Weisheiten treffen auf moderne Wissenschaft

Die Atmung ist die einzige Funktion in unserem Körper, die vollständig automatisch abläuft und zu 100 Prozent unter unserer Kontrolle steht. Das ist keine Laune der Natur, sondern ein Merkmal der menschlichen Struktur.

Viele alte Traditionen wussten darum und entwickelten Atemübungen, um die physische, geistige und emotionale Gesundheit zu verbessern.

Die bekannte Pranayama-Atemlehre besteht aus einem System von Atemübungen, die mit der Lebensenergie arbeiten, nach den alten hinduistischen Lehrmeistern als Prana bezeichnet.

Viele andere Kulturen der Welt, wie die der Tibeter, Sufis, Taoisten und Schamanen, entwickelten ihre eigenen heiligen Atemtechniken, um das menschliche Sein zu verbessern und visionäre Zustände im Rahmen spiritueller Erlebnisse zu erlangen.

Die Bedeutung des Atems als wesentliches Element des Seinszustands spiegelt sich sogar in einigen der ältesten Sprachen wider. Im Altgriechischen enthalten die Worte für Seele »psyche, pneuma« auch die Bedeutung »Atem«. Im Lateinischen bezeichnen »animus, spiritus« sowohl »Seele« als auch »Atem«.

In der heutigen Zeit wird der Atem übergangen, als selbstverständlich hingenommen und abgetan als etwas, das »einfach geschieht«, um uns am Leben zu erhalten.

Die Wissenschaft kommt in ihren Forschungsergebnissen jedoch immer mehr zu der Erkenntnis, was den alten Traditionen bereits seit Jahrhunderten bekannt ist: Unsere Art und Weise zu atmen prägt unsere Lebensqualität erheblich.

Psychiater und Psychotherapeuten haben Pionierarbeit bei der Anwendung von Atemtechniken als wirksame Form der emotionalen Therapie geleistet und Menschen dabei unterstützt, psychische und emotionale Probleme wie Traumata, Angst und Depression zu bewältigen.

Immer mehr Athleten und Sportmannschaften setzen Atemübungen ein, um sich einen Vorsprung zu verschaffen. Um ihre Leistung zu steigern, passen Spitzen-Ausdauersportler den Rhythmus ihrer Schritte, Paddelschläge oder Pedalbewegungen ihrer Atmung an. Profiboxer und Kämpfer der Mixed Martial Arts wenden Atemtechniken an, um möglichst schnell für die nächste Runde wieder fit zu sein. All diese Techniken, von alt bis modern, gehören zur Atemarbeit.

Dr. Andrew Weil, ein weltweit führender Arzt der integrativen Medizin, sagte einmal: »Wenn ich nur einen einzigen Ratschlag für ein gesünderes Leben geben dürfte, dann wäre es, einfach zu lernen richtig zu atmen.«

1

ZUM ATMEN GEBOREN

Als ich mich vom Eis in das Nullgradwasser hineinbegebe, scheinen Tausende von Injektionsnadeln gleichzeitig meine Haut zu durchbohren. Mein Nervensystem ist wie elektrisiert und stürzt mich in den Kampf-, Flucht- oder Erstarrungsmodus. Jeder Muskel in meinem Körper hat keine andere Wahl, als sich zu verkrampfen. Ich kann kaum noch atmen. Aber ich bin nicht der Einzige.

Der Ausbilder der Wim Hof Methode (WHM) sagt mir, ich solle mich so gut es geht entspannen, mich auf meinen Atem konzentrieren und tief und langsam atmen. Sobald ich wieder dazu in der Lage bin, fühlt sich die Kälte nicht mehr ganz so schlimm an. Ich entspanne mich, lasse jeden angespannten Muskel einen nach dem anderen los, bis ich mich wie eine Qualle fühle, die zwischen dem Eis treibt. Bei jedem weiteren Eintauchen in das eisige Wasser konzentriere ich mich nur auf meine Atmung, entspanne mich und gebe mich dem Moment hin. Obwohl die Kälte nie angenehm ist, wird sie doch seltsamerweise erträglich.

Im Folgenden möchte ich dir erzählen, wie ich an diesen Punkt gekommen bin.

Soweit ich mich erinnern kann, hat mich die Suche nach Antworten auf die großen Fragen des Lebens immer fasziniert. Was ist das Wesen der Wirklichkeit? Wie ist das Universum entstanden, und warum existieren wir darin? Immer wieder habe ich meinen Eltern diese Fragen in der Hoffnung auf eine Antwort gestellt. Meistens sagten sie allerdings nur etwas wie: »Du denkst zu viel.« Als ich 18 wurde, hatte ich bereits viele Stunden lang Material über Philosophie, Spiritualität, Psychologie und persönliches Wachstum angehört und angeschaut. Mit Mitte 20 hatte ich immer noch das Gefühl, keine Antworten auf meine grundlegendsten Fragen erhalten zu haben. Das machte mich unzufrieden und unglücklich.

Ich arbeitete fast sechs Jahre lang bei einer internationalen Consultingfirma in Australien, mit großen Ambitionen und Karriereaussichten, reiste um die Welt und genoss alle materiellen Errungenschaften, die ein großes Unternehmen zu bieten hat. Obwohl mir die Arbeit streckenweise Spaß machte und ich mich gut mit den Kollegen verstand, erkannte ich im Lauf der Jahre, in denen ich mich an den späten Abenden im Büro mit Koffein aufputschte, dass eine 80-Stunden-Woche unter dem Schein von

Neonröhren nicht das war, was ich auf dieser Erde zu tun hatte.

Eine der größten Segnungen in meinem Leben sind meine Eltern, die immer bereit sind, mir zuzuhören und mich zu unterstützen, wo sie nur können. Nachdem ich ihnen von meinen inneren Kämpfen erzählt hatte, gaben sie mir folgenden weisen Ratschlag: »Nimm dir eine Auszeit, verlasse die tägliche Routine und die gewohnte Umgebung, und gehe an irgendeinen vollkommen fremden Ort, um den Kopf freizubekommen.« Denn wenn man sich orientierungslos oder festgefahren fühlt, erleichtert es der Abstand zur gewohnten Umgebung, alte Denk- und Gefühlsmuster zu verlassen und das eigentliche Problem sowie die notwendige Veränderung klar zu erkennen. Dieser Rat erwies sich als der Wendepunkt für einen Neubeginn in meinem Leben.

So geschah es, dass ein guter Freund von mir von einer Reise zurückkehrte, auf der er als Freiwilliger in Waisenhäusern in Peru gearbeitet hatte. Eines Abends gingen wir zusammen essen, und er berichtete mir von seinen zahlreichen Erlebnissen. Während er erzählte, sagte mir etwas in meinem Innern, dass dieser Dienst am Nächsten in einem anderen Teil der Welt, in einer anderen Kultur, genau das war, was ich in meinem Leben tun sollte. Ich bat ihn um Hilfe, die Freiwilligenarbeit in den Waisenhäusern, in denen auch er geholfen hatte, für mich zu organisieren. Glücklicherweise stimmte mein Chef zu, mir ein unbefristetes Sabbatjahr zu gewähren. Neun Tage später flog ich nach Peru.

Während ich im Flugzeug saß, traf mich die Angst wie ein Schlag. Die Angst davor, ins völlig Unbekannte zu reisen und alles, was mir vertraut war, zurückzulassen. Mein Herz raste, als wollte es im nächsten Moment aus meiner Brust springen. Ich bemerkte, wie mein Atem schnell und unregelmäßig wurde, während mein Verstand alle möglichen Fragen, Zweifel, Sorgen hervorbrachte, was zum Teufel ich da tat. Trotzdem sagte mir mein Bauchgefühl, dass dieser Augenblick in meinem Leben wie ein Scheideweg sein und nach meiner Rückkehr nichts mehr so sein würde wie zuvor. Das war ein sehr beängstigendes Gefühl, aber ich entschloss mich, es anzunehmen und mich ihm hinzugeben. Da ich an einen Ort ging, wo mich niemand kannte, war das die Gelegenheit, alles, was ich über mich zu wissen glaubte, abzulegen und neu anzufangen.

Am Ende verbrachte ich fast drei Monate in Peru, arbeitete ehrenamtlich und reiste durch das Land. Die Erfahrung war transformierend. Ich hatte die Möglichkeit, ganz ich selbst zu sein, ohne die Erwartungen anderer Menschen aus meinem gewohnten Umfeld zu spüren. So entwickelte ich mich zu einem völlig anderen Menschen. Jeden Morgen wachte ich auf und sagte mir: »Vergiss, für wen du dich hältst!« Ich ließ die Vorstellungen darüber, wie ich normalerweise zu sein hatte oder sein sollte, los und überraschte mich oft selbst damit, wie anders ich zu denken, zu fühlen und zu handeln begann. Sogar meine Art und Weise zu lachen veränderte sich!

Mir war jedoch klar, dass ich nach meiner Rückkehr in meine alte Umgebung erneut unter Druck geraten und dazu neigen würde, in die alten Verhaltensweisen zurückzufallen, die mich unglücklich gemacht hatten. (Wie oft hat dich der Urlaub dazu inspiriert, nach deiner Rückkehr etwas anders zu machen? Und wie oft hast du es vollkommen vergessen, als du wieder zu Hause warst?) Da ich mich mit dem längst vergessenen Teil in mir verbunden hatte, signalisierte mir meine Intuition, ein paar große Veränderungen vorzunehmen. Und wenn ich diese nicht bald umsetzte, so war mir klar, würde ich in die Falle meiner alten Gewohnheiten geraten.

In einem Moment der Eingebung (oder war es Verzweiflung?), kündigte ich innerhalb von zehn Tagen nach meiner Rückkehr meine Arbeitsstelle, beendete eine langjährige Beziehung und verkaufte alles, was ich besaß, bis auf einen Koffer mit Kleidern. Ich entschied mich, Australien zu verlassen und nach Übersee zu ziehen. Zu dem Zeitpunkt lebten meine Eltern in Hongkong. Sie boten mir an, so lange bei ihnen zu wohnen, bis mir mein nächster Schritt klar wäre. Da mir nichts Besseres einfiel, flog ich also nach Hongkong.

Ich hatte wirklich keinen Plan, keine Vorstellung von dem, was ich tun sollte. Ich vertraute jedoch auf meine Intuition und gab mich der Ungewissheit hin. Wieder einmal folgte ich meinem Bauchgefühl und beschloss, die Erstellung von Websites und mobilen Apps zu erlernen. Das stellte sich als eine zukunftsweisende Entscheidung heraus. Die Arbeit als Webentwickler gab mir die Flexibilität, die ich für meine bevorstehende Reise benötigte.

Während dieser Zeit erhielt meine Familie einige Nachrichten, die sie bis ins Mark trafen. Bei meinem Vater wurde Multiple Sklerose (MS) diagnostiziert, eine Autoimmunkrankheit, die das Nervensystem des Körpers langsam und unheilbar zerstört. Da meine Großmutter bereits MS hatte, war es für uns besonders beängstigend, denn wir hatten aus erster Hand miterlebt, wie diese Krankheit einen Menschen zum Pflegefall machen kann. Jedoch war meine Großmutter bis zu ihrem letzten Atemzug der stärkste und positivste Mensch, den ich je erlebt habe. Ich denke immer noch an sie, wenn ich Kraft brauche.

Da es für MS seitens der Ärzte kein festes Therapiekonzept gab, suchten meine Mutter und ich im Internet nach

Informationen oder Ratschlägen, die meinem Vater helfen könnten, von alternativen Behandlungsmethoden bis hin zu einer veränderten Lebensweise. Ich bin immer wieder überrascht, wie ein einzelnes Buch, ein Dokumentarfilm oder ein Podcast den Verlauf eines Lebens komplett verändern kann. Genau so geschah es mir.

Eines Tages hörte ich einen Podcast, in dem ein Mann namens Wim Hof interviewt wurde. Er ist ein faszinierender Holländer, der gemeinhin »der Eismann« genannt wird. Wim Hof hält mehr als 20 Weltrekorde im Ertragen extremer Kälte, einschließlich eines fast zweistündigen Eintauchens in ein Eisbad und der Besteigung des Mount Everest auf eine Höhe von 6700 Metern, bekleidet nur mit Shorts.

In diesem Podcast sprach Wim über eine Methode, die er durch eigene Erfahrungen entwickelt hatte und die sich auf die körperliche und geistige Gesundheit eines jeden Menschen hervorragend auswirken soll. Was meine Aufmerksamkeit erregte, war seine Aussage über die besondere Wirksamkeit der Methode bei Autoimmunerkrankungen wie MS. Das machte mich neugierig, und ich begann, die Wim Hof Methode (WHM) genau zu recherchieren. Sie basiert auf zwei Hauptelementen: dem Sich-Aussetzen der Kälte, wie kalte Duschen und Eisbäder, und der Anwendung von Atemtechniken. Könnten solche einfachen Dinge wie tägliches kaltes Duschen und bestimmte Atemübungen tatsächlich meinem Vater helfen? Ich war gespannt.

Da ich nichts zu verlieren hatte, erzählte ich meinem Vater am nächsten Tag davon, um herauszufinden, ob er bereit wäre, es zu versuchen. Unser Gespräch verlief ungefähr so:

> **Ich:** »Hallo, Papa.«
> **Papa:** »Na, Rich.«
> **Ich:** »Hör mal, es gibt da diesen Holländer, genannt ›der Eismann‹. Er sagt, tägliches kaltes Duschen und Atemübungen helfen bei MS.«
> *Schweigen.*
> **Papa:** »Willst du mir sagen, dass kalte Duschen und ein bisschen atmen meine MS heilen sollen?«
> **Ich:** »Nun ja …«
> *Längeres Schweigen.*
> **Ich:** »Ach, ähm, egal.«

Zurückblickend erkenne ich, wie verrückt ich gewirkt haben musste mit meiner Behauptung, dass Atmen und ein wenig kaltes Wasser ein Problem lösen könnten, das selbst die moderne Medizin noch nicht in den Griff bekommen hat! Aber aus irgendeinem Grund sagte mir meine Intuition lauthals, dies sei wichtig. Ich recherchierte weiter und entdeckte einen einwöchigen WHM-Trainingskurs im Winter in Polen. Dort würde ich die Techniken erlernen und die verrückten Kälte-Stunts von Wim nachmachen. Also beschloss ich, mich auf eine Aufklärungsmission zu begeben. Ich würde nach Polen reisen und herausfinden, worum es bei der Methode eigentlich ging. Wenn sie mir plausibel erschien, wäre mein Vater vielleicht eher bereit, sie eines Tages selbst auszuprobieren.

Drei Monate später stehe ich barfuß auf dem Eis, am Fuße eines zugefrorenen Wasserfalls in Polen bei minus sechs Grad. Ich trage nur Shorts und versuche krampfhaft, nicht zu sterben. Der WHM-Trainer, der diesen Teil der Ausbildung leitet, beschreibt die Übung, in der wir für ein paar Minuten in das null Grad kalte Wasser eintauchen, dann herauskommen und uns auf natürliche Weise aufwärmen, indem wir eine Reihe von Bewegungen machen, genannt »Horse Stance« [dt. »Pferdestellung«, ein tiefer, breitbeiniger Stand, im Kung-Fu und Tai Chi angewendet – Anm. d. Ü.]. *Dabei stehen wir immer noch klatschnass auf dem Eis. Und diese Übung machen wir nicht nur ein- oder zweimal, sondern dreimal hintereinander.*

Nach der dritten Schwimmrunde im eisigen Wasser trete ich wieder auf das Eis und bemerke etwas sehr Seltsames. Mir ist nicht kalt. Im Gegenteil, mir ist kochend heiß, als wäre ich mitten im Hochsommer am Strand in Australien. Ich habe Berichte gehört von verirrten Bergsteigern, die später ohne Kleider gefunden wurden. Während der ersten Phase der Unterkühlung (Hypothermie) ist es möglich, dass einem extrem heiß wird, auch wenn man sich zu Tode friert. Also schlussfolgert mein Verstand sofort: »Nun, das war's wohl, jetzt leide ich an Untertemperatur. Ich werde derjenige sein, der dieses Training für alle Teilnehmer ruiniert!«

Ich wende mich also an den nächsten Trainer und frage ihn: »Mir ist nicht kalt, ich glaube, ich fange an zu schwitzen – was passiert mit mir?«

Der Trainer grinst mich breit an und meint: »Rich, schau dir mal deine Schultern an!« Ich sehe, wie Dampf von meinem Rücken aufsteigt. Entsetzt schaue ich meinen Trainer an. Er fährt fort, mir zu erklären, wie der Körper zu sehr viel mehr fähig ist, wenn wir ihn lassen. Durch den Fokus auf Entspannung und Loslassen im eisigen Wasser kann er genau das tun, was er zum Überleben tun muss.

Sehen wir uns Wim selbst an. Messungen bei ihm ergaben einen um 300 Prozent erhöhten Stoffwechsel, um seine Körperkerntemperatur während seiner Experimente stabil zu halten. So etwas Ähnliches ist mir wahrscheinlich gerade passiert.

Dies war nur eine von vielen Erfahrungen, die meinen Blickwinkel in der Woche in Polen veränderten. Wir wanderten in Shorts, liefen barfuß durch den Schnee, der manchmal knietief war. Wir bestiegen sogar den höchsten Berg Polens in Shorts und trotzten dabei peitschendem Wind und Schnee. An der Spitze angekommen, war es bis zu minus 19 Grad kalt.

Diese Erfahrungen mit extremer Kälte waren unglaublich. Der tief greifendste Moment des gesamten Trainings fand für mich jedoch am ersten Tag statt, als ich die Atemarbeit *(Breathwork)* zum ersten Mal erlebte.

> ***Die Atemarbeit besteht darin, sich willentlich des eigenen Atems bewusst zu werden und ihn für die Verbesserung der körperlichen und geistigen Gesundheit, der Leistungsfähigkeit und des emotionalen Wohlbefindens einzusetzen.***

Ich werde später auf diese Definition zurückkommen. Zunächst möchte ich darauf hinweisen, dass man die erste Sitzung der Atemarbeit niemals vergisst. Mir ging es zumindest so.

Unsere Gruppe begab sich in das Untergeschoss des Hotels, in dem wir untergekommen waren. Wir legten uns auf den Boden und führten etwa eine Dreiviertelstunde lang eine Reihe von Atemtechniken durch. Diese sollten erhebliche Veränderungen in unserer Physiologie bewirken und unsere Gedanken und Gefühle stark beeinflussen.

Ob es dabei um körperliche Empfindungen wie ein Kribbeln und Pulsieren ging oder das Erleben verschiedener emotionaler Zustände, von Glückseligkeit und Euphorie bis hin zu Gefühlen von Kraft und Stärke – ich hatte so etwas in meinem ganzen Leben noch nicht erlebt.

Nach der Sitzung machte sich ein intensives Gefühl des Friedens, der Klarheit und des Vertrauens in mir breit. Ich spürte, dass mein Leben genau am richtigen Punkt war und sich alles perfekt fügen würde. Als wäre jeder zweifelnde Gedanke zum Schweigen gebracht worden und eine selige innere Ruhe eingekehrt. Ich erinnere mich daran, wie ich mich selbst fragte: »Wie ist das möglich, sich nur durch das Atmen so gut zu fühlen? Warum weiß keiner davon?« Ich ahnte noch nicht, wie diese Erfahrung den ersten Samen setzte, um die Richtung meines Lebens viele Jahre lang zu bestimmen.

Nach meiner Rückkehr aus Polen zeigte ich meinem Vater die Fotos und erzählte ihm von meinen Erfahrungen. Er war damit einverstanden, es einmal auszuprobieren. Heute macht mein Vater täglich Atemübungen und duscht kalt. In Verbindung mit einer Ernährungsumstellung hat diese Kombination das Fortschreiten seiner MS seit Jahren aufgehalten.

Die Erfahrung in Polen und die Tatsache, wie die Atemübungen meinem Vater halfen, erweckten in mir den Ehrgeiz herauszufinden, was Menschen sonst noch mit dem Atem anstellen können. In den folgenden Jahren bereiste ich die Welt auf der Suche nach Lehrern, die andere interessante Dinge mit dem Atem machten. Meine Faszination hat mich über fünf Kontinente geführt, wo ich Zeit mit Yogis, Atemlehrern, Ärzten, Wissenschaftlern, Therapeuten, Physiotherapeuten und Trainern für Spitzensportler verbrachte und eine Menge lernte.

Immer wieder wurde ich Zeuge weiterer transformativer Auswirkungen bei Menschen, die den Atem als Werkzeug zu nutzen gelernt haben, um starke Veränderungen in Körper, Geist und Gefühlen herbeizuführen. Das ist es, was wir Atemarbeit nennen.

Was ist Atemarbeit?

Wenn ich Kurse und Workshops durchführe, frage ich immer als Erstes, wer schon einmal Atemarbeit gemacht hat. Gewöhnlich heben einige die Hände, und ich frage nach, was genau die Teilnehmenden getan haben. Die Antworten sind sehr unterschiedlich:

- *»Ich mache Yoga, und dabei wird viel geatmet.«*
- *»Ich bin Sänger/Schauspieler, und wir konzentrieren uns sehr auf unsere Atmung.«*
- *»Ich mache Tai-Chi oder Qigong.«*

- *»Wenn ich tauchen gehe, muss ich mich wirklich sehr auf meine Atmung konzentrieren.«*
- *»Nun, ich atme jeden Tag, zählt das auch?«*

Wie man sehen kann, wird Atemarbeit auf unterschiedlichste Weise beschrieben. Es gibt viele Schulen und Institutionen, die noch andere Definitionen verwenden. Deshalb möchte ich hier eine sehr einfache und direkte Bedeutung des Wortes »Atemarbeit« gebrauchen, so wie ich sie verstehe.

Atemarbeit besteht darin, sich absichtlich seines Atems bewusst zu werden und ihn zur Verbesserung der körperlichen und geistigen Gesundheit, der Leistungsfähigkeit und des emotionalen Gleichgewichts einzusetzen.

Diese Definition umfasst alle wesentlichen Techniken und Methoden, bei denen der Atem im Mittelpunkt steht – von einfachen Drei-Minuten-Einheiten, die zur Entspannung führen, über tägliche Übungen zur Linderung von chronischen Rückenschmerzen und Methoden, die Höchstleistungen oder ein meditatives Fließen hervorrufen, bis hin zu Techniken, die die sportliche Leistungsfähigkeit verbessern oder tiefe Heilungsprozesse ermöglichen.

Kurz gesagt: Es gibt Hunderte von Anwendungen der Atemarbeit und Tausende von verschiedenen Techniken. Unabhängig davon, wer du bist und was du tust, können eine Form oder verschiedene Formen von Atemarbeit ein wesentliches Werkzeug sein, um dein Potenzial zu einer glücklichen, gesunden und leistungsstarken Version deiner selbst zu erwecken!

Dies kann ziemlich überwältigend wirken. Schließlich ist die Art und Weise, wie wir atmen, entscheidend für so gut wie jeden Bereich unseres Lebens. Zur besseren Übersicht möchte ich im Folgenden die verschiedenen Arten der Atemarbeit aufzeigen.

Fünf Arten der Atemarbeit

1. ATEMARBEIT FÜR JEDEN TAG

Einfache Techniken, die du den ganzen Tag über anwenden kannst, um deinen Zustand schnell zu ändern.

Beispiele:

- Abbau von Stress, Angst und Nervosität (Seiten 141f., 168ff.)
- Mehr Energie kreieren (Seite 139f.)
- Hilfe beim Einschlafen (Seite 148ff.)

2. KORRIGIERENDE ATEMARBEIT

Techniken zur Korrektur deines Atemmechanismus im Alltag.

Beispiele:

- Zwerchfellatmung erlernen (Seite 107ff.)
- Flexibilität des Brustkorbs steigern (Seite 90ff.)

3. ATEMARBEIT FÜR DIE LEISTUNGSFÄHIGKEIT

Techniken, um bessere Leistungen bei einer körperlich anstrengenden Tätigkeit zu erzielen.

Beispiele:

- Sportliche Leistungssteigerung (Seite 191ff.)
- Genesung beschleunigen (Seiten 199f.)
- Singen, Tanzen, Schauspielkunst optimieren (Seite 67)

4. GEIST-KÖRPER-ATEMARBEIT

Techniken und Übungen zur Verbesserung der körperlichen, geistigen und emotionalen Gesundheit und Vitalität.

Beispiele:

› Pranayama (Seiten 137 und 146), Buteyko (Seite 209), Wim Hof Methode (Seite 218ff.)

› Techniken bei gesundheitlichen Problemen (Seite 200ff.)

5. INTEGRATIVE ATEMARBEIT

Methoden der Atemarbeit für therapeutische Zwecke, Heilung, spirituelle Erfahrung und Entwicklung.

Beispiele:

› Rebirthing, holotropes Atmen, transformative Atmung, biodynamische Atmung (Seite 236ff.)

Die Reise des Atems

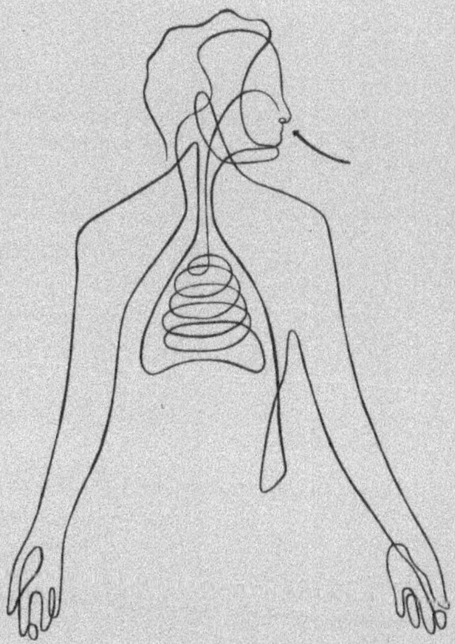

Durch die Nase:

Bei einer normalen, gesunden Einatmung werden etwa fünf bis sechs Liter Luft eingeatmet, die üblicherweise aus 20,95 Prozent Sauerstoff besteht. Diese Luft wird durch die Nase oder den Mund in die Luftröhre (Trachea) gezogen, die sich in zwei Äste, genannt Bronchien, verzweigt und weiter zu den Bronchiolen führt. Die Bronchiolen münden schließlich in winzige Luftsäckchen in der Lunge, Lungenbläschen (Alveolen) genannt.

Durch die Lunge:

Je nach Größe der Lunge haben Menschen zwischen 300 und 600 Millionen Lungenbläschen, die jeweils von winzigen Blutgefäßen (Kapillaren) umgeben sind. Würde man die Kontaktfläche der Kapillaren und Lungenbläschen ausdehnen, könnte man mit der Oberfläche leicht einen kompletten Tennisplatz bedecken. In den Lungenbläschen tritt der eingeatmete Sauerstoff aus der Luft in den Blutkreislauf.

Durch das Herz:

Sauerstoffreiches Blut wird durch die linke Seite des Herzens transportiert und dann durch ein komplexes Labyrinth von Gefäßen durch die Aorta in alle anderen Teile des Körpers gepumpt. Wenn sämtliche Arterien, Venen und Kapillargefäße des menschlichen Blutkreislaufsystems aneinandergelegt werden würden, betrüge die Gesamtlänge 60 000 Meilen oder 100 000 Kilometer. Das entspricht fast zweieinhalb Erdumrundungen am Äquator.

Über den Blutkreislauf wird Sauerstoff zu jeder einzelnen Zelle in deinem Körper transportiert, um dort die vielleicht wichtigste biochemische Reaktion zu vollbringen: die Zellatmung.

Durch die Zellen:

Jede einzelne der schätzungsweise 37 Billionen Zellen, aus denen wir bestehen, ist wie ein kleines Kraftwerk. Die Zellatmung ist der Prozess, bei dem wir aus der Nahrung und der Atmung Energie erzeugen. Diese Energie ist es, die unser Herz permanent schlagen und unsere Nahrung verdauen lässt, die in unserem Gehirn elektrische Signale produziert und unsere Muskeln antreibt, bestmöglich zu rennen, zu springen oder zu stemmen.

Durch die Nase:

Neben der Energie wird durch die Zellatmung auch Kohlendioxid erzeugt, das durch den Blutkreislauf auf die rechte Seite des Herzens transportiert und in die Lunge gepumpt wird, um durch das Ausatmen ausgestoßen zu werden.

2

WAS FÜR EIN ATEMTYP BIST DU?

Die Art und Weise, wie du atmest, ist so einzigartig wie dein Fingerabdruck. Du hast im Laufe deines Lebens ureigene Atemgewohnheiten und dein persönliches Atemverhalten entwickelt. Wenn du wie die meisten Menschen bist, dann haben die Ereignisse in deinem Leben und die Auswirkungen unserer modernen Gesellschaft die offene und fließende Natur deines Atems, die du als kleines Kind hattest, verändert. Dein Atemmuster ist weitaus begrenzter geworden. Wie ist es dazu gekommen?

- *Zu enge Hosen, Gürtel, Röcke und Kleider schnüren uns regelrecht die Luft ab.*
- *Eine überwiegend sitzende Lebensweise, bei der wir in Autos, Bussen, Zügen und vor Computern sitzen, führt zu Verspannungen der Atemmuskulatur und der Muskeln des Haltungsapparates.*
- *Körperliche Verletzungen können dysfunktionale Atemgewohnheiten hervorrufen, die erlernt werden und somit noch lange nach Abheilung der Verletzung bestehen bleiben.*
- *Traumatische Ereignisse und chronischer Stress können dazu führen, den Körper im Kampf-, Flucht- oder Erstarrungsmodus zu halten, wodurch die Atmung gezwungen wird, sich entsprechend anzupassen.*

- *Viele von uns ziehen unbewusst den Bauch ein, um schlanker und attraktiver auszusehen, und behindern so die natürliche Atembewegung im Unterleib.*

In diesem Kapitel erfährst du etwas über die Muskeln, die zum Atmen dienen, und darüber, wie Menschen sie auf unterschiedliche Weise nutzen. Gegen Ende des Kapitels lernst du, deine eigene Atmung einzuschätzen und damit deinen gegenwärtigen Atemtyp zu erkennen.

Halte jetzt einige Sekunden lang inne und atme ganz natürlich. Was fällt dir bei deiner Art zu atmen auf?

Atmung ist Bewegung. Dafür muss man seine Muskeln einsetzen. Genauso wenig, wie du beim Laufen an deine Oberschenkelmuskeln denkst, denkst du beim Atmen an deine Atemmuskeln – es sei denn, du richtest deine Aufmerksamkeit auf die Atmung und kannst in dem Fall den Einsatz dieser Muskeln bewusst steuern.

Lerne deine primären Atemmuskeln kennen

Die Atmung erfolgt im Rumpf, diesem Zylinder, der von der Wirbelsäule gestützt wird. Deine 24 Rippen sind mit der Wirbelsäule verbunden, zwölf auf jeder Seite; sie sind flexibel und ermöglichen mehrere Bewegungsrichtungen. Es hat einen großen Einfluss auf deine Atemweise, wie beweglich du im Rumpf bist.

DEIN ZWERCHFELL IST DAS A UND O

Wenn es um das richtige Atmen geht, ist das Zwerchfell der maßgebliche Ausgangspunkt. Diese für die Atembewegung wichtigste Muskelplatte ist faserig und kuppelförmig. Sie trennt die Brusthöhle, in der sich Herz und Lunge befinden, vom Bauchraum mit seinen Verdauungsorganen. Das Zwerchfell schließt sich an die Wirbelsäule, die unteren Rippen und das Ende des Brustbeins an.

Die Bewegung des Zwerchfells wird vom Zwerchfellnerv gesteuert, der sich vom Hals bis zum Zwerchfell erstreckt.

Das Ergebnis ist eine Auf-und-ab-Bewegung, die die inneren Organe massiert und anregt. Da Leber, Galle, Magen und Dickdarm direkt unter dem Zwerchfell sitzen, ist diese Massage hervorragend für die Verdauung geeignet. Sogar die Nieren an der Rückseite des Rumpfes profitieren

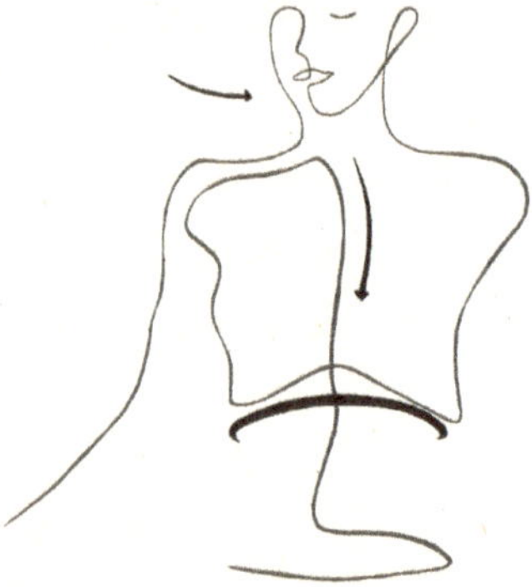

Beim Einatmen … zieht sich das Zwerchfell zusammen, wodurch sich die Kuppel senkt. Auf diese Weise wird Luft in die untersten Bereiche der Lunge gesaugt.

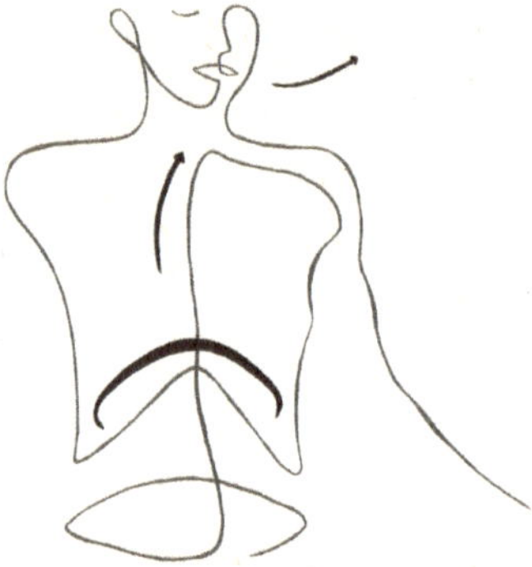

Beim Ausatmen … entspannt sich das Zwerchfell, die Kuppel bewegt sich nach oben, und die eingeatmete Luft wird aus der Lunge gedrückt.

direkt von der Bewegung des Zwerchfells. Die nach unten auf die Organe im Bauchraum drückende Bewegung ist der Grund, weshalb die Zwerchfellatmung oft als Bauchatmung bezeichnet wird. Wenn sich das Zwerchfell nach unten bewegt, werden die darunterliegenden Organe nach vorne, hinten und zur Seite gedrückt. Dadurch dehnt sich der Unterbauch aus und erweckt den Anschein, als atme man in den Bauch.

DIE MUSKELN ZWISCHEN DEN RIPPEN UND IM RÜCKEN

Zwischen den Rippen bewegt sich die sogenannte Interkostalmuskulatur im Gleichklang mit dem Zwerchfell. Beim Einatmen kontrahieren die Zwischenrippenmuskeln, um den Brustkorb sowohl nach oben als auch nach außen zu ziehen. Beim Ausatmen entspannen sie sich, um den Raum in der Brusthöhle zu verkleinern.

Hinzu kommen die sogenannten Rippenhebemuskeln (*Musculi levatores costarum*), die von den Querfortsätzen der Wirbel jeweils zu den nächsttieferen Rippen verlaufen. Sie ermöglichen die Streckung und Beweglichkeit der Wirbelsäule.

DIE SEKUNDÄREN ATEMMUSKELN

Zu den primären Atemmuskeln gehören das Zwerchfell, die Zwischenrippenmuskeln und die Rippenhebemuskeln. Sie zählen zweifellos zu den Ausdauersportlern der Atemmuskulatur und arbeiten rund um die Uhr.

Nun zu den sekundären Atemmuskeln – die Sprinter, die darauf ausgerichtet sind, für kurze Zeitspannen zu arbeiten, wenn der Körper gerade mehr Sauerstoff braucht, beispielsweise beim Training. Dazu gehören die Muskeln im Nacken, im oberen Brustkorb und im Rücken (Schulter-Zungenbein-

Muskel (*Musculus omohyoideus*), großer Kopfnicker (*Musculus sternocleidomastoideus*), Treppenmuskeln (*Musculi scaleni*), Trapezmuskel (*Musculus trapezius*), großer und kleiner Rautenmuskel (*Musculus rhomboideus major et minor*) sowie größere Muskeln im Rumpf und im Bauch (großer Rückenmuskel (*Musculus latissimus dorsi*), quadrati-

Einatmung

- Ziel: die Lunge mit Luft zu füllen, damit die Zellen gleichmäßig mit Sauerstoff versorgt werden.
- Ein entspannter Zustand, eingeleitet durch das Zwerchfell.
- Unterstützung durch weitere primäre Atemmuskeln, die den Brustkorb dehnen, wodurch die Lunge Sauerstoff aufnehmen kann.
- Wenn der Stoffwechsel bei körperlichem Training angekurbelt wird, werden auch die sekundären Atemmuskeln aktiviert, um die Atemgeschwindigkeit zu erhöhen und mehr Sauerstoff zu liefern.

scher Lendenmuskel (*Musculus quadratus lumborum*) und oberflächliche Bauchmuskeln).

Diese sekundären Muskeln werden auch dann beansprucht, wenn du unter Stress stehst. Und warum? Weil die Veränderungen, die im Körper bei erhöhtem Stressniveau auftreten, uns biologisch darauf vorbereiten, auf eine physi-

Ausatmung

- Ziel: die Luft aus der Lunge auszustoßen und den CO_2-Gehalt auszugleichen.
- Die primären Atemmuskeln entspannen sich.
- Der Brustkorb geht in seine neutrale Position zurück und stößt die Luft aus der Lunge aus.
- Im entspannten Zustand sind auch die Muskeln im Ruhezustand, wodurch zwischen dem Ende der Ausatmung und dem Beginn der nächsten Einatmung eine Pause entsteht.
- Beim Sprechen, Singen oder Schreien kontrollieren zusätzliche Muskeln die Ausatmung, die sich dadurch entweder verlangsamt oder beschleunigt.
- Während des Trainierens wird die Ausatmung intensiver, um das CO_2 schneller aus dem System auszustoßen.

sche Bedrohung zu reagieren, um beispielsweise vor einem Bären davonzulaufen oder ihn abzuwehren. In solchen Situationen ist der Bedarf an Sauerstoff höher, daher treten diese Atemmuskeln in Aktion.

In der heutigen Zeit muss man sich normalerweise keine Sorgen darüber machen, wie man einen Bären abwehrt. Stattdessen gibt es allgegenwärtige Mikrostressoren, von der Sorge um die Arbeit oder die finanzielle Sicherheit bis hin zu der Anzahl von Likes zu unserem Foto auf Instagram. Unabhängig von der Ursache ist die Reaktion des Körpers auf Stress immer die gleiche. Das bedeutet, dass viele Menschen ihre sekundären Atemmuskeln permanent beanspruchen.

In diesem Zusammenhang ist es wichtig zu verstehen, dass die Beziehung zwischen deinem Atem und deinem Nervensystem keine Einbahnstraße ist. Deine Atmung reagiert nicht nur auf Veränderungen deiner Befindlichkeit; auch die Art und Weise, wie du atmest, beeinflusst dein Nervensystem von vornherein und feuert es an. Wenn es zu deiner Gewohnheit geworden ist, mit den sekundären Muskeln zu atmen, die für die Kampf-oder-Flucht-Reaktion gedacht sind, dann wird dein Gehirn die Situation als ein Zeichen von Gefahr interpretieren und mit Stress reagieren. Das heißt also mehr Stress für dich, obwohl überhaupt kein Anlass dazu besteht.

Nase oder Mund?

Eine der häufigsten Fragen, die mir gestellt wird, lautet: »Soll ich durch die Nase oder durch den Mund atmen?« Die Antwort ist nicht ein Entweder-Oder, es kommt tatsächlich ganz darauf an. Als Faustregel gilt: Gewöhne dir an, durch die Nase ein- und auszuatmen – dafür ist sie schließlich da.

Stell dir deine Nase wie eine Klimaanlage vor, die die eingeatmete Luft filtert, erwärmt und befeuchtet, bevor sie die Lunge erreicht. Die Nasenatmung erhöht die Sauerstoffzufuhr zu den Zellen, hält den Kohlendioxidgehalt im Blut im Gleichgewicht und kann sogar das allgemeine Lungenvolumen verbessern. Die Nase erzeugt mehr Widerstand gegen die einströmende Luft als der Mund, wodurch die Atemfrequenz verlangsamt und das Nervensystem entspannt wird.[2]

Die Nasenatmung unterstützt deinen Körper ebenso dabei, Stickstoffmonoxid zu produzieren, ein wichtiges Gas, dessen antivirale und antibakterielle Eigenschaften Viren und Parasiten in der Lunge und den Atemwegen zerstören.

Stickstoffmonoxid erweitert die Blutgefäße und entspannt die Gefäßmuskulatur, wodurch die Durchblutung gefördert wird. Eine Steigerung der Durchblutung ist zwar für jeden wichtig, besonders aber für Sportler. Manche nehmen sogar Nahrungsergänzungsmittel, die die Stickstoffmonoxid-Konzentration erhöhen (Seite 192).

Es kann durchaus nützlich sein, für kurze Zeit durch den Mund zu atmen, um verschiedene Wirkungen im Körper zu erzielen. Weiter hinten im Buch beschreibe ich eine Reihe von Atemtechniken, die die Wirkung einer zielgerichteten Mundatmung aufzeigen. Bitte beachte jedoch, dass diese Techniken nur für einen vorübergehenden Einsatz gedacht sind. Nachdem du eine spezielle Technik praktiziert hast, ist es wichtig, zum regelmäßigen Ein- und Ausatmen durch die Nase zurückzukehren.

Verschiedene Atemtypen erkennen lernen

Meine Beobachtungen haben vier verschiedene Atemmuster ergeben, die am häufigsten vorkommen: die umgekehrte Atmung, die Brustatmung, die Bauchatmung und die Zwerchfellatmung. Welches Atemmuster erkennst du hauptsächlich bei dir? Möglicherweise besteht deine Atmung auch aus einer Mischung dieser Typen.

DIE UMGEKEHRTE ATMUNG

Beim Einatmen geschieht Folgendes:

- Dein Atem beginnt im oberen Brustbereich.
- Deine Schultern heben sich.
- Der Brustkorb bläht sich auf und hebt sich.
- Der Bauch zieht sich nach innen Richtung Wirbelsäule.
- Die Muskeln im Nacken können sich verspannen.

Optimal ist der Atem, bei dem sich das Zwerchfell vollständig mit der Einatmung senkt und dabei die darunterliegenden Organe nach unten drückt und sich der Bauchraum nach vorne, hinten und zu den Seiten hin ausdehnt.

Beim Ausatmen entspannt und hebt sich das Zwerchfell, wodurch die Organe in die ursprüngliche Lage zurückkehren. Dadurch zieht sich der Bauch wieder in seine Ruheposition zurück.

Bei der umgekehrten Atmung ist diese Sequenz jedoch, wie der Name sagt, umgekehrt. Beim Einatmen saugst du den

Bauch nach innen Richtung Wirbelsäule. Beim Ausatmen bewegt sich der Bauch wieder nach außen. Das bedeutet, dass die Bauchmuskeln die meiste Zeit zusammengezogen sind und sowohl beim Ein- als auch beim Ausatmen angespannt werden.

Diese Angewohnheit, den natürlichen Atemmechanismus umzukehren, kann die unterschiedlichsten Gründe haben, von einer alten körperlichen Verletzung bis hin zu einem emotionalen Trauma.

DIE BRUSTATMUNG

Beim Einatmen geschieht Folgendes:

› Dein Atem beginnt im oberen Brustbereich.
› Deine Schultern heben sich.
› Der Brustkorb bläht sich intensiv auf und hebt sich.
› Die mittleren und unteren Rippen bewegen sich seitwärts.
› Der Bauch bewegt sich nicht oder nur minimal, dem Brustkorb folgend.

Wenn bei dir die Brustatmung dominiert, dann belastest du die sekundären Atemmuskeln im oberen Brustbereich, im Rücken und in den Schultern übermäßig stark. Dies führt häufig zu Steifheit, Verspannungen und schließlich zu Schmerzen in den entsprechenden Bereichen.

Bei dieser Art der Einatmung sind deine Bauchmuskeln oft chronisch angespannt und wirken wie eine Stahlwand gegenüber den Organen, die sich beim Einatmen nicht nach außen bewegen können.

Dieses Atemmuster beobachte ich am häufigsten. Es gibt unzählige Gründe, warum es zu dieser Gewohnheit kommt: vom Einziehen des Bauches der Figur wegen bis hin zu chronischem Stress.

DIE BAUCHATMUNG

Beim Einatmen geschieht Folgendes:

› Die Bewegung beginnt im Bauch.
› Die Schultern bleiben ruhig.
› Der Brustkorb bleibt ruhig.
› Die mittleren und unteren Rippen bewegen sich nur minimal oder gar nicht.
› Der Bauch wölbt sich kraftvoll nach vorne.
› Die Seiten des Bauches bewegen sich nach innen.

Im Yogaunterricht werden wir oft vom Lehrer aufgefordert, »in den Bauch zu atmen«, um tiefer entspannen zu können. Auch wenn dies der erste Schritt zu einer richtigen Atmung ist (besonders wenn du die umgekehrte Atmung oder die Brustatmung praktizierst), ist es nicht unbedingt die richtige Art, dauerhaft zu atmen.

Durch diese Aufforderung konzentrierst du dich oft zu stark darauf, in den Bauch zu atmen, und aktivierst dort die großen sekundären Atemmuskeln (quer verlaufender Bauchmuskel

[*Musculus transversus abdominis*], gerader Bauchmuskel [*Musculus rectus abdominis*], innerer und äußerer schräger Bauchmuskel [*Musculus obliquus internus et externus abdominis*]), um den Bauch während des Einatmens nach außen zu wölben. Diese Muskeln sollten jedoch den Atem nicht einleiten, sondern entspannt bleiben und nur passiv auf die Bewegungen der primären Atemmuskulatur reagieren.

Die Konzentration auf die Bauchatmung führt häufig dazu, dass die Zwischenrippenmuskeln nicht aktiviert werden. Infolgedessen wird der Brustkorb statisch und schränkt die Bewegung des Zwerchfells ein.

DIE ZWERCHFELLATMUNG

Beim Einatmen geschieht Folgendes:

- Die Bewegung beginnt im Zwerchfell an den unteren Rippen.
- Der Brustkorb dehnt sich aus und folgt der Bewegung der unteren Rippen.

- Die Schultern bleiben ruhig.
- Die mittleren bis unteren Rippen dehnen sich seitwärts aus.
- Der Bauchraum hebt sich passiv und folgt der Bewegung der Rippen.

So hat die Natur unseren Atemrhythmus vorgesehen.

Beobachte jedes gesunde Kind, jeden Hund oder jede Katze beim Atmen, und du erkennst dieses Atemmuster.

Die Leute sagen oft, wie entspannend und sogar hypnotisierend es sein kann, jemandem mit diesem natürlichen und unverkrampften Atemrhythmus zuzuschauen.

Erkennst du mittlerweile, welches Atemmuster bei dir vorherrscht? Es ist gut möglich, sich andere Atemmuster anzueignen, die neben den meistverbreiteten Formen bestehen können.

Im Folgenden zeige ich dir die eher unregelmäßigen Atemmuster auf, die ich häufig beobachte.

DER NICHT-ATMENDE

Als Nicht-Atmender atmest du weder optimal ein noch aus. Stattdessen schwebt dein Atem zwischen den beiden Bewegungen, während du nur ein bisschen Luft in deine Brust einsaugst, oftmals in schnellem Tempo.

Dies geschieht in der Regel aufgrund von Muskelverspannungen im gesamten Brustbereich und Unterleib, wodurch die aufsteigende Bewegung des Einatmens unterdrückt wird. Es erfolgt sehr wenig Bewegung im ganzen Körper. Manchmal ist diese Art der Atmung kaum wahrnehmbar, wie der Name bereits sagt.

Ich habe oft einen engen Zusammenhang zwischen diesem Atemverhalten und Gefühlen der Angst entdeckt. Beispielsweise der Angst, gesehen zu werden, der Angst, nicht gut genug zu sein, oder dem Gefühl der Unsicherheit infolge eines Traumas oder Missbrauchs. Dieser Atemtypus ist oft eine körperliche Manifestation tiefer liegender Ursachen.

DER ATEMANHALTENDE

Dieses Atemverhalten ist vielen Menschen vertraut. Du sitzt an deinem Schreibtisch und schreibst gerade eine E-Mail an deine Chefin über deinen Arbeitsfortschritt. Plötzlich fällt dir auf, dass du nicht atmest. Also nimmst du einen tiefen Atemzug. Du hast gerade eine »E-Mail-Apnoe« erlebt. Dieser Ausdruck wird der ehemaligen Apple-Managerin Linda Stone zugeschrieben und bezeichnet den Zustand, über einen längeren Zeitraum unbewusst nicht zu atmen. Wenn du dich darin wiedererkennst – keine Sorge, damit bist du nicht allein. Frage einmal deine Arbeitskollegen, ob sie dieses Phänomen kennen. Du wirst überrascht sein, wie allgemein verbreitet es ist.

Das unbewusste Anhalten des Atems scheint eine reflexhafte Reaktion auf einen Stressor oder eine Bedrohung zu sein. Ob real oder imaginiert, du rechnest mit einem bestimmten Ergebnis oder wartest einfach darauf, dass etwas geschieht.

Es gibt Situationen, in denen ein bewusstes Anhalten des Atems vollkommen akzeptabel und sogar nützlich ist. Bei anstrengenden Bewegungen (wie zum Beispiel dem Gewichtheben) ist das Atemanhalten in bestimmten Momenten günstig. Hältst du allerdings andauernd unbewusst die Luft an, auch in der Ruhe, solltest du dich damit auseinandersetzen.

Wenn du das Gefühl hast, zu den Atemanhaltenden zu gehören, dann nimm die Momente bewusst wahr, in denen es passiert. Stelle dir dabei folgende Fragen, um zu erkennen:

- Wann tust du es?
- Was machst du gerade, wenn es geschieht?

- Welche Gedanken gehen dir durch den Kopf?
- Welche Gefühle erlebst du gerade?

Wenn du dich beim Luftanhalten ertappst, atme zunächst nicht wieder ein. Entspanne stattdessen deinen Körper, während du durch die Nase ausatmest. Spüre einen Augenblick in deinen Körper hinein und suche nach möglichen Verspannungen, besonders im Nacken und in den Schultern, im oberen Rücken, in der Brust und im Bauch. Dann lasse alles los und atme entspannt und rhythmisch weiter.

DER CHRONISCH ÜBERATMENDE (HYPOKAPNIE)

Wenn ich dich fragen würde, was besser wäre – mehr oder weniger zu atmen –, was wäre deine Antwort? Ich vermute, dass du wie die meisten Menschen sagen würdest, mehr zu atmen sei besser. Ein weit verbreiteter Irrglaube besteht in der Vorstellung, das Einatmen einer größeren Luftmenge würde den Sauerstoffgehalt des Blutes erhöhen.

Die Sauerstoffmenge im Blut wird als Sauerstoffsättigung (SpO_2) bezeichnet. Sie beziffert den Prozentsatz der Hämoglobinmoleküle, die Sauerstoff im Blut enthalten. Ein gesunder Mensch sollte einen SpO_2-Wert von etwa 97 bis 98 Prozent haben. Da Sauerstoff ständig aus dem Blut in die Zellen diffundiert, um Energie zu erzeugen, kann ein SpO_2-Wert von 100 Prozent ein Zeichen dafür sein, dass die Sauerstoffzufuhr vom Blut zum Gewebe nicht optimal ist. Ein typisches Anzeichen dafür, dass du übermäßig atmest.

Mehr einzuatmen als nötig, um die Sauerstoffsättigung im Blut zu erhöhen, wäre genauso, wie den Tank eines Autos mit Benzin zu füllen, obwohl er bereits randvoll ist – es gibt keinen funktionalen Zweck.

Wenn man tatsächlich mehr einatmet, als es der Stoffwechsel benötigt, anstatt die Sauerstoffsättigung auf entscheidende Art zu beeinflussen, verringert man die Konzentration des arteriellen Kohlendioxids (CO_2) im Blut und versetzt den Körper in einen Zustand, der Hypokapnie genannt wird. Viele Menschen denken an CO_2 als ein giftiges Abfallprodukt, das man loswerden muss, obwohl es im Grunde nach Sauerstoff das zweitwichtigste Gas in unserem Blut ist. Wenn wir kein Kohlendioxid in unserem Blut hätten, wären wir nicht am Leben.

Chronische Hypokapnie ist ein ernst zu nehmendes Problem, da das Kohlendioxid im Blut von entscheidender Bedeutung für viele lebenswichtige Funktionen im Körper ist, einschließlich der Versorgung unserer Zellen mit Sauerstoff (Bohr-Effekt).

Typische Hyperventilierende atmen oft schneller durch den Mund und setzen dafür die sekundären Atemmuskeln im Nacken, in den Schultern und in der Brust ein. Das soll nicht heißen, dass das Hyperventilieren unmöglich sei, wenn man durch die Nase und mit dem Zwerchfell atmet. Nach meiner Erfahrung ist dies jedoch weitaus seltener.

Es gibt viele Gründe, warum sich jemand das Hyperventilieren angewöhnt, aber die häufigste Ursache ist, meiner Meinung nach, chronischer Stress.

DAS KONTROLLIERTE UND DAS ABGEBROCHENE AUSATMEN

Der Vorgang des Ausatmens ist so einfach wie das Entspannen aller Muskeln, die beim Einatmen dafür gesorgt haben, die Luft in deine Lunge zu bringen. Der passive Vorgang des Loslassens erlaubt es den Muskeln aufgrund ihrer natürlichen Eigenelastizität, die Luft herauszulassen. Es ist kein zusätzlicher Energieaufwand erforderlich.

Im täglichen Leben gibt es Augenblicke, in denen ein kontrolliertes Ausatmen angemessen ist, wie beim Sprechen, beim Singen oder beim Trainieren. Die Praxis der yogischen Pranayama-Atemübungen umfasst darüber hinaus mehrere Techniken, die das Ausatmen kontrollieren, indem sie es entweder beschleunigen oder verlangsamen. In diesem Buch findest du viele Techniken, die mit einer kontrollierten Ausatmung arbeiten, um eine bestimmte physiologische Wirkung zu erzielen. Manche Menschen kontrollieren jedoch ihre Ausatmung chronisch und unbewusst in jedem wachen Augenblick. Das habe ich vor allem bei Leuten beobachtet, die in anderen Bereichen ihres Lebens Schwierigkeiten haben, die Kontrolle aufzugeben. Diese Menschen haben oft die Persönlichkeitsmerkmale des Typs A: Dazu gehören Überflieger, Perfektionisten oder solche, die nur schwer an andere delegieren können. Kontrolliertes Ausatmen ist auch häufiger bei Menschen anzutreffen, die aufgrund einer Verletzung in der Vergangenheit das Vertrauen ins Leben verloren haben.

Wenn man seinen Ängsten entgegenwirken und die Kontrolle behalten will, indem man das Ausatmen kontrolliert, unterbricht man im Grunde einen natürlichen Prozess, anstatt der Natur freien Lauf zu lassen. Das führt oft zu einem von zwei Ergebnissen:

Die Ausatmung wird forciert – man atmet mehr als nötig aus. Es werden mehr Anstrengung und Energie aufgewendet, um die Ausatmung zu kontrollieren. Wenn zu viel CO_2 ausgeatmet wird, versetzt dies den Körper in den Zustand der Hypokapnie.

Die Ausatmung wird abgebrochen – man unterbricht sie und atmet wieder zu früh ein, der Vorgang des Ausatmens wird also nicht abgeschlossen. Aufgrund erhöhter CO_2-Werte kann das zu einem Gefühl der Kurzatmigkeit führen.

Wie soll man nun atmen?

Um die Merkmale einer optimalen Alltagsatmung definieren zu können, fassen wir an dieser Stelle alle bisher beleuchteten Aspekte zusammen.

Es ist wichtig zu wissen, dass sich die Atmung in Abhängigkeit von der gegenwärtigen Tätigkeit verändert. Ob es nun Sprechen, Laufen, Schwimmen oder Heben ist. Allerdings bezieht sich vieles von dem, worüber wir gesprochen haben, auf die Atmung im Ruhezustand. Eine optimale Atmung für die Ruhephase aufzubauen ist genauso hilfreich, wie eine veränderte Atmung für verschiedene Situationen zu erlernen. Die entsprechenden Atemtechniken werden in späteren Kapiteln beschrieben.

Die optimale Atmung

- beinhaltet das Ein- und Ausatmen durch die Nase.
- verwendet das Zwerchfell-Atemmuster (Seite 61f).
- geschieht mit einer Geschwindigkeit, die O_2 und CO_2 im Gleichgewicht hält – für die meisten Menschen etwa 10 bis 14 Atemzüge pro Minute.
- vollzieht sich rhythmisch, mit einer natürlichen Pause zwischen dem Ein- und Ausatmen.
- bedeutet eine entspannte und gelöste Ausatmung, ohne Energieaufwand.

Mache drei Atemtests

Du hast mittlerweile viel über verschiedene Atemmuster gelernt. Jetzt wirst du dein eigenes Atemverhalten kennenlernen. Wir führen eine Reihe von Tests durch, um genau herauszufinden, wie du atmest.

Im Einzelunterricht mit Klienten machen wir eine ausführliche Reihe von Untersuchungen zur Beurteilung der Gesundheit und Funktionalität des persönlichen Atemmechanismus. Wir verwenden technische Geräte zur Messung der

CO_2- und O_2-Werte im Blut, der Herzfrequenzvariabilität, der Herz- und Gehirn-Kohärenz und der Muskelspannung und -aktivität (mittels Oberflächen-Elektromyografie). Dies ist ein zeitaufwendiger und umfangreicher Prozess. Hier möchte ich dir jedoch drei einfache Tests vorstellen, die du zu Hause durchführen kannst, um die Gesundheit deiner eigenen Atmung leicht festzustellen. Du benötigst lediglich drei Dinge:

- eine Möglichkeit, dich selbst zu filmen (ein Smartphone wäre ideal)
- eine Möglichkeit, dich selbst zu stoppen (zum Beispiel eine Stoppuhr, Timer des Smartphones)
- ein Maßband oder eine Schnur, mit dem/der du nach dem Test messen kannst

Diese drei Dinge reichen, um mit dem ersten Test zu beginnen.

1. TEST: VISUELLE BEOBACHTUNG

Filme dich beim Atmen. Schau dir das Video anschließend an und bestimme dein Atemmuster.

Mit diesem Test wird festgestellt, welche Muskeln du zum Atmen verwendest. Der Test wird im Stehen ausgeführt.

Wenn möglich, ziehe dein Oberteil dazu aus, damit du jede Bewegung deines Körpers vollständig sehen kannst. Trage auch nichts Weites, da es die Bewegungen deines Körpers kaschiert. Alles, was einengt – enge Kleidung, Gürtel oder Hosen –, kann deine Atmung beeinträchtigen.

Nimm deine Atmung auf

1. **Richte dein Smartphone oder deine Kamera ein.** Es kann dir auch jemand dabei helfen, dich von der Seite aufzunehmen, sodass der Bereich vom Kopf bis zur Hüfte zu sehen ist.
2. **Zeichne deine Atmung für etwa 30 Sekunden auf.** Versuche nicht, deinen Atem auf irgendeine Art zu manipulieren. Entspanne dich einfach und lasse den Atem auf seine Weise fließen. Versuche dich durch Gedanken an deinen letzten Urlaub oder an das letzte Kochrezept für eine Mahlzeit abzulenken.
3. **Nach 30 Sekunden mache drei übertriebene Atemzüge.** Atme etwas mehr ein als sonst, um festzustellen, mit welchen Muskeln du bewusst atmest.
4. **Wiederhole die gleichen Schritte,** dieses Mal mit einer Aufnahme von der Vorderseite deines Körpers.

Kann ich diese Schritte auch vor dem Spiegel machen?

Ja, das geht. Allerdings ist es viel wahrscheinlicher, dass du deine Atmung beeinflusst, wenn du sie während des Vorgangs analysierst.

Schau dir die Aufnahme noch mal an

Wenn du alle Schritte absolviert hast, dann beobachte dich einmal beim Atmen. Mache dir keine Gedanken über das, was du siehst. Das Video entspricht vielleicht überhaupt nicht dem, was du erwartet hast. Nimm einfach wahr und achte dabei auf Folgendes:

- Wie bewegen sich dein Nacken und deine Schultern?
- Wie bewegt sich dein oberer Brustbereich zwischen Brustwarzen und Schlüsselbein?
- Wie bewegen sich deine mittleren und unteren Rippen zwischen Brustwarzen und Bauchnabel?
- Wie bewegt sich dein Bauch zwischen dem Bereich am Ende der unteren Rippen und dem Schambein?

Erkenne dein Atemmuster

Mit den gewonnenen Erkenntnissen kannst du jetzt dein Atemmuster einordnen. Die folgenden Fragen helfen dir dabei, die Qualität deines Atemmusters zu bestimmen.

- Beginnt die Atembewegung im oberen Brustbereich?
- Heben sich die Schultern?
- Bläht sich der Brustkorb intensiv nach außen und nach oben auf?

Wenn du diese Fragen mit Ja beantwortet hast, ist deine Atmung entweder als Brustatmung (Stufe C) oder als umgekehrte Atmung (Stufe D) einzustufen.

- Zieht sich dein Bauch in Richtung Wirbelsäule ein?

Wenn ja, dann ist deine Atmung eine umgekehrte Atmung (Stufe D).

- Bleibt dein Bauch ruhig, oder bewegt er sich nur minimal zusammen mit dem Brustkorb nach außen?

Wenn ja, dann ist deine Atmung eine Brustatmung (Stufe C).

- Fängt die Atembewegung in deinem Bauch an?
- Bleiben deine Schultern ruhig?
- Bleibt dein Brustkorb ruhig?
- Gibt es wenig bis keine seitliche Ausdehnung der mittleren bis unteren Rippen?
- Dehnt sich dein Bauch kräftig nach vorne aus, und bewegen sich die Seiten nach innen?

Wenn du diese Fragen mit Ja beantwortet hast, ist deine Atmung eine Bauchatmung (Stufe B).

- Beginnt die Atembewegung im Zwerchfell, im unteren Bereich der Rippen?
- Folgt deine Brustkorbausdehnung der Bewegung der unteren Rippen?
- Bleiben deine Schultern ruhig?
- Dehnen sich deine mittleren bis unteren Rippen seitlich aus?
- Dehnt sich dein Bauch passiv aus infolge der Bewegung der Rippen?

Wenn du diese Fragen mit Ja beantwortet hast, ist deine Atmung eine Zwerchfellatmung (Stufe A).

Wenn ich mich beim Atmen beobachte, sehe ich keine Bewegung!

Bei den meisten Menschen ist die Atmung im Ruhezustand sehr subtil, sie ist nicht mit auffälligen und großen Bewegungen verbunden. Tatsächlich ist eine chronische schwere Atmung ein Zeichen einer Funktionsstörung. Wenn man jedoch so gut wie keine Bewegung sieht, dann ist man höchstwahrscheinlich ein »Nicht-Atmender« (Seite 63). Das gilt als die Stufe C in diesem Test.

2. TEST: VITALKAPAZITÄT

Messung nach einer Ausatmung, Messung nach einer Einatmung sowie die Einstufung der Vitalkapazität.

Die Vitalkapazität (VC) ist eine gängige Messgröße für die Fähigkeit der Lunge, sich beim Atmen auszudehnen. Es gibt viele Faktoren, die die VC verringern können, darunter restriktive oder obstruktive Lungenerkrankungen. Eine schlechte VC bei gesunden Erwachsenen ist hauptsächlich auf eine

Abnahme der Kondition zurückzuführen, die auf Alterungsprozesse oder Mangel an Bewegung, Flexibilität und eine nicht förderliche Körperhaltung zurückzuführen ist.

Genauso wie eine Verkürzung der hinteren Oberschenkelmuskeln verhindert, dass man beim Herunterbeugen seine Zehen berühren kann, hat die Dehnbarkeit der Muskeln um die Wirbelsäule und den Brustkorb herum einen großen Einfluss auf die Dehnbarkeit der Lunge. Selbst eine schlechte Körperhaltung beeinträchtigt die Atmung. Laut Dr. Rene Cailliet, einem Pionier auf dem Gebiet des Stütz- und Bewegungsapparates, kann eine schlechte Körperhaltung die Lungenkapazität um bis zu 30 Prozent verringern.[3]

Um diesen Test durchzuführen, benötigst du ein Maßband oder eine Schnur.

Messung nach einer Ausatmung (MNA)

1. **Wickle das Maßband oder ein Stück Schnur um deinen Brustkorb.** Lege es dabei auf die Höhe des unteren Endes deines Brustbeins (des Sternums, einem langen, flachen Knochen, der vertikal zwischen den Rippen verläuft) und hinten unterhalb der Schulterblätter an.
2. **Nimm einen tiefen Atemzug und atme vollständig aus.** Leere deine Lunge so gut wie möglich.

3. **Führe beide Enden des Maßbandes zusammen und lies den Wert ab.** Achte darauf, das Band fest um die Brust zu spannen – allerdings nicht zu fest, sonst entsteht ein falscher Wert. Wenn du eine Schnur verwendest, markiere sie dort, wo sich die beiden Enden treffen, und miss dann ihre Länge mit einem Maßband oder Lineal.

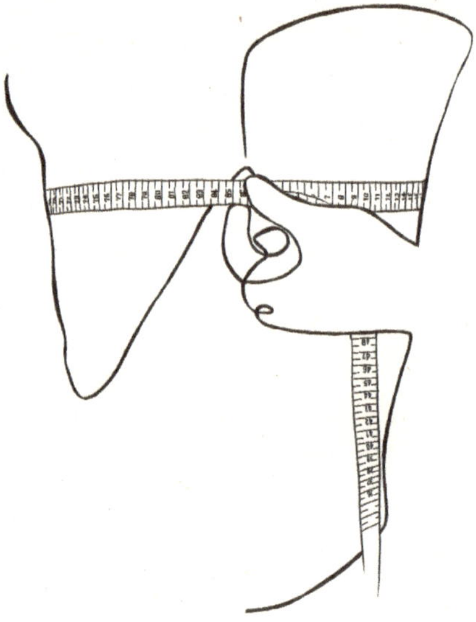

Messung nach einer Einatmung (MNE)

1. **Wickle das Maßband oder die Schnur um deine Brust.** Halte es auf gleicher Höhe wie das Ende des Brustbeins und führe es unterhalb der Schulterblätter entlang.

2. **Atme tief ein, dann atme vollständig aus und wieder so tief ein wie möglich.**
3. **Führe beide Enden des Maßbandes zusammen und lies den Wert ab.** Achte darauf, das Band fest um die Brust zu spannen – allerdings nicht zu fest, sonst entsteht ein falscher Wert. Wenn du eine Schnur verwendest, markiere sie dort, wo sich die beiden Enden treffen, und miss dann die Länge mit einem Maßband oder Lineal.

Einstufung deiner Vitalkapazität

Führe eine Messung nach deiner Einatmung (MNE) durch und subtrahiere davon den Zahlenwert nach deiner Ausatmung (MNA). Das Ergebnis zeigt an, um wie viel sich der Umfang deines Brustkorbs verändert hat.

Wenn du dieses Ergebnis im nächsten Schritt durch den Messwert nach deiner Ausatmung (MNA) dividierst, erhältst du eine Dezimalzahl. Diese kannst du in Prozent umrechnen, indem du sie mit 100 multiplizierst. Zum Beispiel: Umfasst deine MNE 81 Zentimeter und deine MNA 73 Zentimeter, dann liegt das Zwischenergebnis bei 8 (81 – 73 = 8). 8 dividiert durch 73 ergibt 0,109 beziehungsweise 10,9 Prozent – deine Vitalkapazität.

- 10 Prozent oder mehr – Stufe A: hervorragende VC
- 9 bis 10 Prozent – Stufe B: gute VC
- 8 bis 9 Prozent – Stufe C: normale VC
- unter 8 Prozent – Stufe D: VC ist verbesserungswürdig

3. TEST: CO_2-TOLERANZTEST

Halte deinen Atem an und miss die Zeit. Stufe dich anschließend ein.

Dieser Test lehnt sich an die Buteyko-Methode an (Seite 209). Dabei wird das Atemanhalten nach einer Ausatmung zur Messung der physiologischen und psychologischen Toleranz gegenüber der CO_2-Anreicherung im Blut verwendet.

Wenn du den Atem anhältst, regt dich die Zunahme von CO_2 in deinem Blut wieder zum Atmen an. Eine geringe Toleranz gegenüber CO_2 ist ein guter Indikator für eine mögliche Störung im Atemmuster, wie zum Beispiel die obere Brustatmung oder chronisches Hyperventilieren.

Menschen, die ständig ängstlich sind oder Panikattacken erleben, haben oft eine sehr geringe Toleranz gegenüber

CO_2. Dies ist auch ein Anzeichen für ihre emotionale Reaktionsfähigkeit oder ihre Fähigkeit, mit Stress umzugehen.

Ein wichtiger Hinweis, bevor wir anfangen: Dieser Test ist kein Maß für die maximale Zeitspanne, in der du den Atem anhalten kannst. Wir halten den Atem nur so lange an, bis wir die ersten Anzeichen von »Lufthunger« verspüren.

Sicherheitshinweis

Übungen, in denen der Atem lange angehalten wird, sollten nicht während der Schwangerschaft oder bei einer der folgenden Erkrankungen durchgeführt werden:

› Epilepsie
› unkontrollierte Blutdruckwerte
› schwere Herzprobleme in den vergangenen sechs Monaten

Wenn du nicht sicher bist, ob dieser Test für dich geeignet ist, sprich vorher bitte mit deinem Arzt.

Halte den Atem an und miss die Zeit.

1. **Beginne in einer sitzenden Position und halte deine Stoppuhr bereit.**
2. **Atme normal durch die Nase ein und durch die Nase wieder aus.** Es ist ein entspanntes Ausatmen, entleere die Lunge also nicht vollständig.
3. **Kneife die Nase mit den Fingern zu.** Dies soll ein schleichendes Einatmen verhindern.
4. **Starte die Stoppuhr und zähle die Sekunden, die bis zu den ersten Anzeichen von Lufthunger vergehen.** Ein gutes Zeichen ist die unwillkürliche Bewegung deiner Muskeln. Vielleicht zuckt dein Bauch oder zieht sich zusammen. Auch dein Nacken oder deine Kehle können sich zusammenziehen.
5. **Halte die Stoppuhr an, lass deine Nase los und atme sanft ein.** Wenn du einen tiefen Atemzug machen musst, dann hast du den Atem zu lange angehalten. Du solltest in der Lage sein, sofort normal und ruhig weiterzuatmen.

Stufe dich selbst ein

Jetzt hast du deine Zeit in Sekunden gestoppt und kannst dich im Rahmen dieses Tests einstufen und sehen, wie deine Atmung deine Gesundheit beeinflusst.

- 10 Sekunden und weniger: **Stufe D**
  - Deine körperliche, geistige und/oder emotionale Gesundheit wird durch deine Atmung stark beeinflusst. Störungen des Atemmusters sind fast sicher, und du spürst täglich beispielsweise Atemnot oder Asthmasymptome, Gefühle der Unruhe, Angst und Panikattacken.
- 10-20 Sekunden: **Stufe C**
  - Deine Atmung ist noch nicht optimal. Symptome aufgrund der Störungen im Atemmuster sind wahrscheinlich, zum Beispiel Neigung zu Kurzatmigkeit, Unfähigkeit, tief einzuatmen, ständig verstopfte Nase, asthmaähnliche Symptome oder Anzeichen von Ängstlichkeit.
- 20-40 Sekunden: **Stufe B**
  - Deine Atmung ist in der Ruhe wahrscheinlich angemessen. In bestimmten Situationen (zum Beispiel bei Stress) dient dir die Atmung jedoch nicht so, wie sie es könnte.
- 40 Sekunden und mehr: **Stufe A**
  - Deine Atmung dient optimal deiner Gesundheit, deiner geistigen

Leistungsfähigkeit und deinem emotionalen Wohlbefinden – mach weiter so!

Das war's! Du hast deinen ersten Atemtest abgeschlossen. Dabei hast du hoffentlich drei verschiedene Stufen erzielt.

Oder hast du drei glatte A erreicht? Gratuliere! Dein Atem dient dir in optimaler Weise.

Wenn deine drei Stufen entweder A oder B sind, dann ist dein Atem in einem relativ guten Zustand, aber es gibt noch Raum für Verbesserungen.

Oder hast du nur die Stufen C und D erreicht? In dem Fall solltest du dich den entsprechenden Bereichen zuwenden und an ihnen arbeiten.

Wo auch immer du im Augenblick stehst, es ist an der Zeit, mit dem 21-tägigen *Breathe-Right*-Programm zu starten!

Unsere Lungen sind die Lungen der Erde

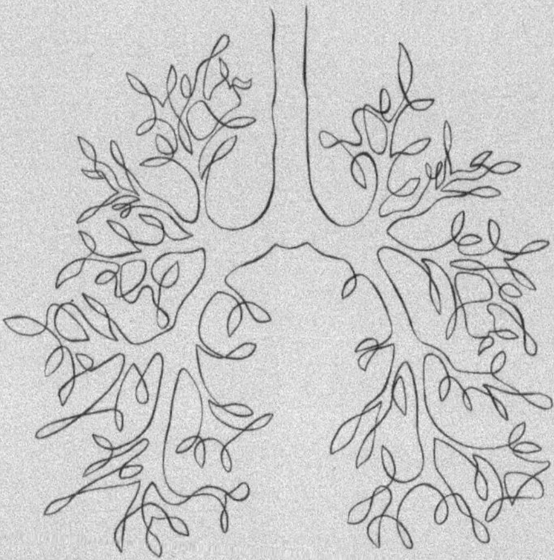

Wenn wir einatmen, nehmen unsere Zellen O_2 auf und produzieren CO_2, Wasser und Energie. Bei Bäumen, Pflanzen und Blumen ist es genau umgekehrt, sie nehmen unser ausgeatmetes CO_2 sowie Wasser und Energie (von der Sonne) auf, um Sauerstoff zu produzieren, den wir mit unserem nächsten Atemzug aufnehmen. Unser Atmungssystem befindet sich nicht nur in uns selbst, sondern auch überall um uns herum. Es ist eng mit der Natur verbunden. Unsere Lungen sehen sogar wie ein auf dem Kopf stehender Baum aus!

3

DAS 21-TÄGIGE BREATHE-RIGHT-*PROGRAMM*

In diesem Kapitel stelle ich mein 21-tägiges *Breathe-Right*-Programm vor, das es dir ermöglicht, die Reise hin zu einer optimalen tagtäglichen Atmung anzutreten. Das Programm besteht aus jeweils einer einfachen 20-minütigen Übung pro Tag, die sich in zwei Teile gliedert:

- **Core 15:** Eine 15-minütige Kernübung, die eine Reihe von Dehnübungen, Muskel-Aufwärmübungen und Übungen für das Atemanhalten umfasst; dein Atemsystem wird angeregt und deine Atmung optimiert, damit du optimal davon profitierst. Das bleibt für die gesamten 21 Tage gleich.
- **Focus 5:** Fünf Minuten konzentrierte Aufmerksamkeit auf die Bereiche, die verbessert werden sollten.

Am Ende einer jeder Woche wirst du dich neu einstufen anhand der drei Tests aus dem vorhergehenden Kapitel. Jede Woche kannst du deinen Focus 5 anpassen, je nachdem, bei welchem Test du am schlechtesten abgeschnitten hast.

Lass uns nun mit Core 15 beginnen.

Core 15

DEHNEN

Möglicherweise fühlen sich deine Muskeln, die an den Atembewegungen beteiligt sind, steif und verkürzt an. Oft handelt es sich dabei um dieselben Muskeln, die sich verkürzen, wenn wir viel sitzen und am Computer arbeiten. Diese Dehnübungen sind also besonders für die Muskeln gedacht, die direkt und indirekt die Atmung beeinflussen.

Hinweis: Bei diesen Dehnübungen solltest du niemals Schmerzen empfinden. Falls du doch welche spürst, dann dehne etwas weniger.

DEHNUNG DER BRUSTMUSKULATUR

Diese dynamische Dehnung öffnet mit einer Bewegung die Vorderseite des Brustkorbs und mobilisiert die gesamte Wirbelsäule.

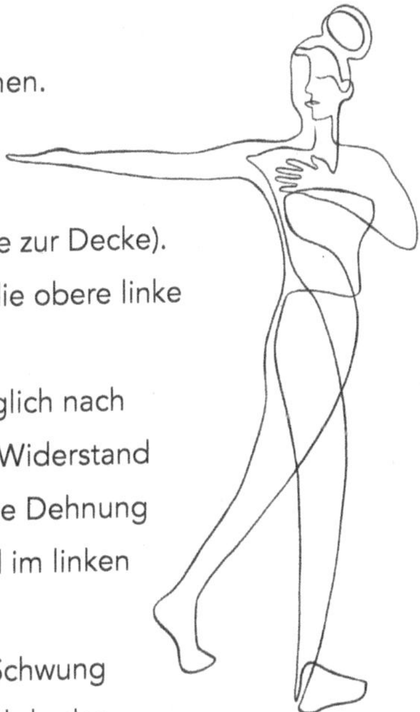

- Beginne die Übung im Stehen.
- Hebe den gestreckten linken Arm seitlich bis in Schulterhöhe (Handfläche zur Decke).
- Lege die rechte Hand auf die obere linke Brustmuskulatur.
- Drehe dich so weit wie möglich nach links, bis du einen leichten Widerstand wahrnimmst (du solltest eine Dehnung im Rücken, in der Seite und im linken Brustmuskel spüren).
- Drehe dich locker und mit Schwung zurück in die Mitte, während du den rechten Arm zur rechten Seite ausstreckst (mit der Handfläche zur Decke gerichtet). Lege nun die linke Hand auf die obere rechte Brustmuskulatur.
- Drehe dich jeweils zehn Mal nach rechts und nach links und wechsle dabei jedes Mal die Hände.

DER VERTIKALE HUND

Dies ist eine leichtere Version der bekannten Yogastellung »Der herabschauende Hund«, die für jeden geeignet ist.

Du streckst dabei den großen Rückenmuskel, einen sehr großen Muskel, der die Flexibilität deiner Wirbelsäule und deines Brustkorbs beeinflusst.

- Stelle dich etwa einen halben bis einen Meter von der Wand entfernt auf (abhängig von deiner Körpergröße und Dehnbarkeit).
- Lege die Arme ausgestreckt über deinem Kopf an die Wand, die Handflächen sind zueinander gerichtet.
- Lehne dich nun gegen die Wand und halte den Kopf zwischen den Armen. Die Arme sollten ausgestreckt sein, ohne zu spannen oder zu ziehen. Unter den Achseln und entlang der Körperseiten wirst du eine Dehnung spüren. Halte diese Dehnung für 40 Sekunden.

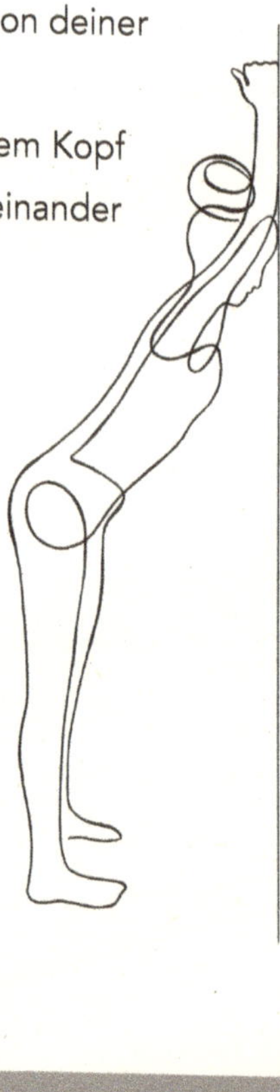

VORWÄRTSBEUGE

Wusstest du, dass sich die Flexibilität deiner hinteren Oberschenkelmuskeln auf deine Atmung auswirkt? Es ist an der Zeit, diese Muskeln zu dehnen – genauso wie die gesamte hintere Muskelkette: mit einer einfachen Vorwärtsbeuge.

- Beginne in einer stehenden Position, die Füße parallel und hüftbreit auseinander.
- Atme tief durch die Nase ein und durch den Mund wieder aus, während du dich nach vorne und unten beugst. Dein Rücken bleibt dabei gestreckt, bis du eine Dehnung an der Rückseite der Beine spürst. Dann entspanne den Rücken und lasse den Kopf locker nach unten hängen.
- Stemme die Fersen in den Boden, während du dich von der Hüfte aus nach oben Richtung Decke streckst. Achte darauf, die Knie leicht gebeugt zu halten.
- Du kannst entweder die Ellbogen beugen und mit der jeweils anderen Hand umfassen, oder du legst

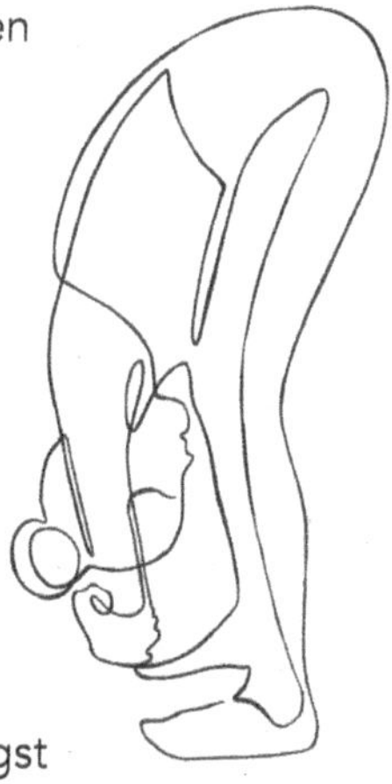

die Handflächen oder Fingerspitzen neben den Füßen auf den Boden.

- Während dein Oberkörper nach unten herabhängt, spanne die vorderen Oberschenkelmuskeln an. Je stärker du sie anspannst, desto mehr dehnen sich die hinteren Oberschenkelmuskeln.
- Halte diese Position bis zu 40 Sekunden lang und atme die ganze Zeit über sanft weiter.
- Zur Auflösung der Position lege die Hände auf die Hüften. Atme ein, während du dich vom Steißbein ausgehend mit geradem Rücken zum Stehen aufrichtest.

KATZE – KUH

Diese klassische Yogastellung besteht aus einer Auf-und-ab-Bewegung zwischen zwei Haltungen, die Rücken, Bauch, Brust und Nacken aktivieren und dehnen.

- Beginne im Vierfüßlerstand, die Hände sind schulterbreit unter den Schultern und die Knie hüftbreit unter den Hüften aufgestellt.

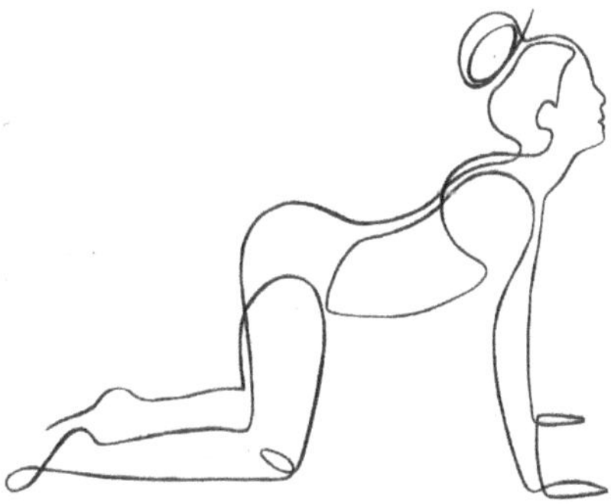

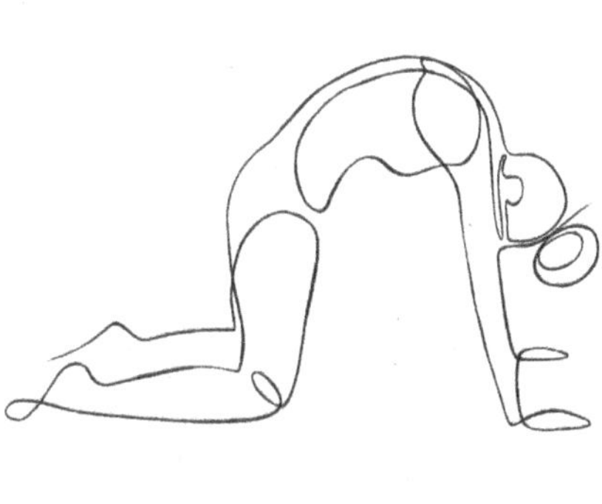

- Deine Wirbelsäule ist gerade und in einer neutralen Position. Dehne dich nun, indem du den Scheitel des Kopfes nach vorn und das Steißbein nach hinten streckst. Lasse dabei den Nacken lang und blicke auf den Boden.
- Atme ein und kippe das Becken nach hinten, sodass dein Steißbein Richtung Decke ragt.
- Dein Bauch bewegt sich nach unten, aber halte die Bauchmuskeln unter Spannung, indem du sie nach innen Richtung Wirbelsäule ziehst.
- Hebe den Blick sanft zur Decke, aber nur so weit, dass sich dein Nacken nicht verkrümmen muss.
- Halte diese Position einige Sekunden lang.
- Atme durch die Nase aus und kippe das Becken nach vorne, wobei du das Steißbein ebenfalls nach vorne ziehst. Dein Rücken wölbt sich und wird rund.
- Ziehe den Nabel Richtung Wirbelsäule. Lasse den Kopf hängen.
- Halte diese Position einige Sekunden lang.
- Wiederhole die Übung fünf Mal.

QUERBALKEN

Im Yoga als Parighasana bekannt, ist diese Stellung hervorragend geeignet, um die gesamte Seite des Rumpfes vom Nacken bis zur Hüfte zu dehnen. Sie kann auch gleichzeitig die hinteren Oberschenkelmuskeln dehnen!

- Knie auf dem Boden. Wenn dies schmerzhaft für deine Knie ist, dann nimm eine Yogamatte, eine Decke oder ein Kissen zu Hilfe.
- Falls das Knien auf dem Boden für dich nicht möglich ist, kannst du diese Dehnung auch sitzend auf einem Stuhl durchführen. Beide Beine sind vor deinem Oberkörper ausgerichtet. Strecke ein Bein seitlich aus, wie in der Abbildung dargestellt.
- Strecke aus dem Knien heraus dein rechtes Bein nach rechts und drücke die Fußsohle auf den Boden. Drehe das rechte Bein so, dass die Kniescheibe zur Decke zeigt. Dazu

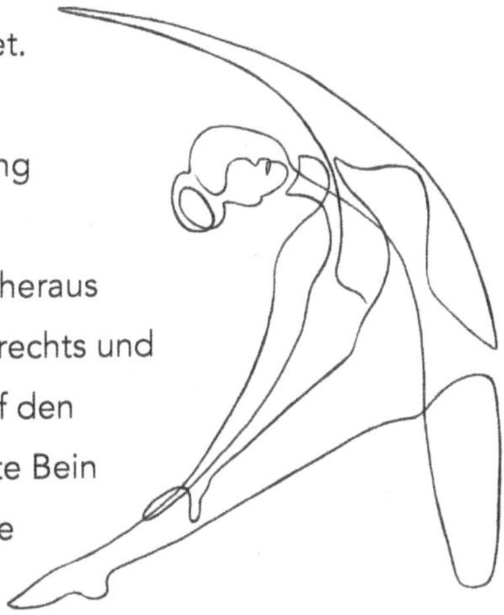

musst du die Hüfte nur ein wenig nach rechts bewegen.

- Stelle sicher, dass sich dein linkes Knie direkt unterhalb deiner linken Hüfte befindet.
- Ziehe den linken Arm hoch zur Decke und beuge dich langsam über dein rechtes Bein, wobei deine rechte Hand über den rechten Oberschenkel nach unten gleitet. Halte an, sobald du eine sanfte Dehnung in deiner linken Seite spürst.
- Verharre 30 Sekunden in dieser Position, bevor du dich wieder aufrichtest und die Bewegung zur anderen Seite hin wiederholst.
- Denke daran, sanft durch die Nase zu atmen, wobei du mit jedem Ausatmen etwas mehr in die seitliche Dehnung gehst.

DEN PSOAS SPANNEN UND ENTSPANNEN

Der Psoas (Lendenmuskel) gehört zur tief sitzenden Rumpfmuskulatur. Er verbindet die Wirbelsäule mit dem Beckenrand. Ein verspannter Psoas ist ein häufiger Übeltäter, der für Schmerzen im unteren Rückenbereich, für Ischiasbeschwerden oder andere Probleme sorgt. Da er über die Faszien mit dem Zwerchfell verbunden ist, kann er auch die Atmung beeinträchtigen.

- Lege dich auf den Rücken mit den Armen an der Seite.
- Atme durch die Nase ein und ziehe die Knie zur Brust. Rolle dich nun zu einer Kugel zusammen und versuche, die Nase so nah wie möglich an die Knie zu bringen (du kannst die Knie mit den Händen noch näher heranziehen, damit sie deine Nase besser erreichen).
- Atme durch den Mund aus, während du die Beine schnell ausstreckst und die Arme nach oben über den Kopf ziehst. Setze etwas Kraft ein, um den gesamten Körper so lang wie möglich zu strecken. Dann entspanne dich für zwei Sekunden auf dem Boden liegend.
- Wiederhole diese Übung fünf Mal.

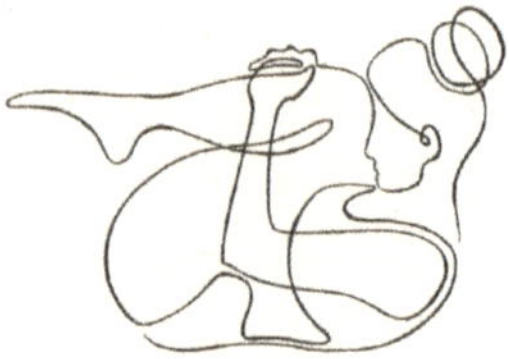

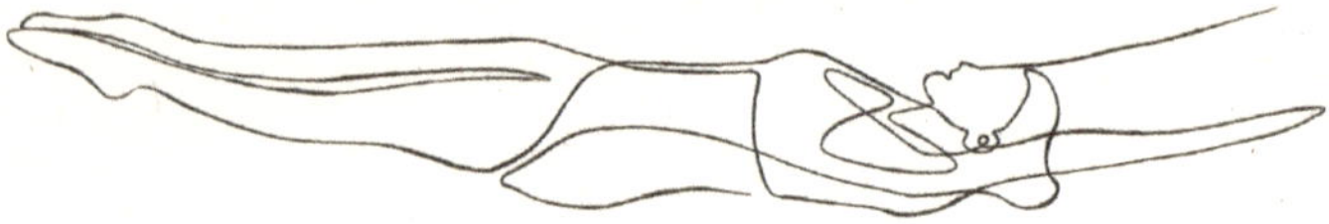

Hinweis: Wenn du Rückenschmerzen hast oder dir diese Übung schwerfällt, kannst du sie auch mit jeweils einem Bein nach dem anderen machen. Ziehe beim Einatmen ein Bein zu deiner Nasenspitze, während du das andere Bein angewinkelt mit der Fußsohle am Boden stehen lässt. Beim Ausatmen strecke beide Beine schnell aus. Wechsle die Beine ab.

DREHUNG DER WIRBELSÄULE

Die Drehung der Wirbelsäule ist ausgesprochen gut, um die Körperseiten, das Zwerchfell und die Zwischenrippenmuskeln zu dehnen. Außerdem werden die Bauchorgane durch das Drehen und Zusammendrücken stimuliert.

- Lege dich auf den Rücken und strecke die Arme so zur Seite aus, dass sie den Buchstaben T formen.
- Winkle die Beine an, sodass die Fußsohlen auf dem Boden stehen und die Knie zur Decke zeigen.
- Hebe dein Becken etwas vom Boden ab und schiebe es ein paar Zentimeter von der Mitte nach rechts. Dadurch werden die Hüftgelenke vertikal übereinander angeordnet, und deine Wirbelsäule befindet sich in einer neutralen Position, wenn du dich drehst.

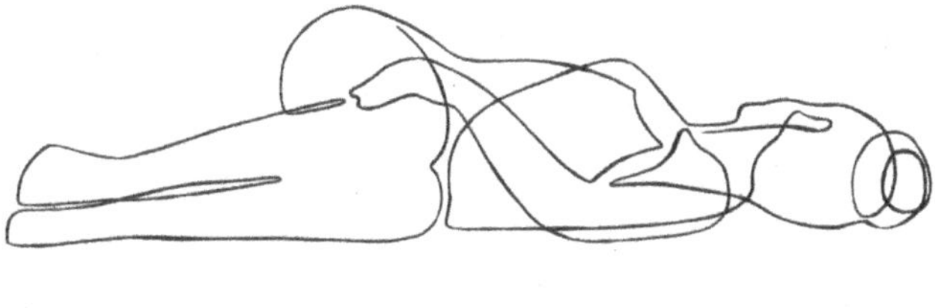

- Ziehe beide Knie zur Brust. Während du ausatmest, senke die Knie langsam zur linken Seite auf den Boden. Dein rechtes Hüftgelenk sollte sich vertikal über deinem linken Hüftgelenk positionieren (zumindest so weit, wie es sich noch angenehm anfühlt).
- Halte den rechten Arm seitlich ausgestreckt und blicke zur rechten Hand. Die linke Hand kannst du auf deinem rechten Knie ablegen.
- Bleibe in dieser Position eine Minute lang liegen und konzentriere dich auf das Atmen durch die Nase. Entspanne dich mit jedem Ausatmen weiter in die Dehnung hinein.
- Bringe anschließend die Knie wieder zur Mitte zurück und stelle die Fußsohlen auf den Boden.
- Wiederhole die Übung auf der rechten Seite, indem du zuerst das Becken vom Boden hebst und es ein paar Zentimeter von der Mitte nach links verschiebst.

Hinweis: Wenn du mit den Knien nicht auf den Boden kommst, lege ein oder mehrere Kissen darunter, damit sie sich entspannen können.

ABWANDLUNG DER WIRBELSÄULENDREHUNG IM SITZEN

Wenn du unter Rückschmerzen leidest, schwanger bist oder diese Übung schwierig findest, kannst du sie sitzend auf einem Stuhl ausführen.

- Setze dich links seitlich auf einen Stuhl und drücke die linke Hüfte und den linken Oberschenkel gegen die Stuhllehne. Achte darauf, Hüfte, Knie und Füße im rechten Winkel auszurichten.
- Atme ein, richte dich auf und verlängere deine Wirbelsäule nach oben hin.
- Atme aus, drehe dich nach links zur Stuhllehne hin und umfasse sie mit der rechten Hand. Wenn es geht, drücke die Handfläche deiner linken Hand gegen die andere Seite der Stuhllehne.
- Halte diese Position eine Minute lang und konzentriere dich auf ein langsames Atmen durch die Nase.

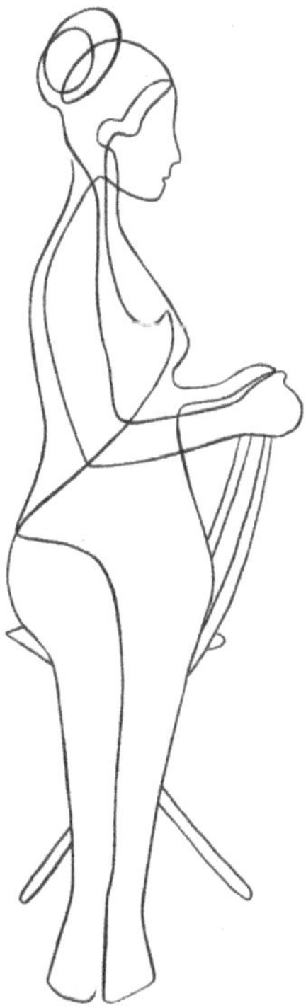

Entspanne dich mit jeder Ausatmung weiter in die Dehnung hinein.

- Nach einer Minute kehre zurück zur Mitte und lasse die Stuhllehne los. Wechsle die Position zur rechten Seite, sodass die rechte Hüfte und der rechte Oberschenkel gegen die Stuhllehne drücken.
- Wiederhole die Übung für diese Seite.

Hinweis: Während du dich mit dem Rücken drehst, beobachte deine Knie. Hat sich eins nach vorne geschoben? Achte darauf, dass Hüfte, Knie und Füße im rechten Winkel zueinander stehen.

Wir haben jetzt viele Muskeln im Körper gedehnt, die eine gesunde Atmung ermöglichen. Als Nächstes wenden wir uns direkt den Atemmuskeln zu. Wir beginnen mit der Atemschaukel – einer hervorragenden Übung zur Aufwärmung der primären Atemmuskulatur.

AUFWÄRMEN DER ATEMMUSKULATUR MIT DER ATEMSCHAUKEL

Bevor du diese Übung praktizierst, gilt es, zwei wichtige Konzepte zu verstehen: die Vorstellung von einem AKTIVEN und einem PASSIVEN Tun.

Wenn du etwas AKTIV tust, setzt du deine Muskeln und deine Energie bewusst ein, um eine Bewegung auszuführen.

Wenn du etwas PASSIV tust, entspannst du alle Muskeln und lässt die Bewegung von selbst geschehen.

Hebst du zum Beispiel den Arm über den Kopf, dann setzt du die Muskeln in deinem Arm und deiner Schulter ein, um den Arm AKTIV zu bewegen. Sobald du dann alle Muskeln in deinem Arm und deiner Schulter entspannst, bewegt sich dein Arm PASSIV und fällt wieder nach unten.

- Beginne in einer liegenden Position.
- Atme AKTIV durch die Nase ein und fülle die Lunge vollständig aus.
- Atme PASSIV durch den Mund aus und lasse die Lunge wieder in ihre neutrale Lage zurückkehren.
- Nach einer kurzen Pause und ohne wieder einzuatmen, atme noch mal AKTIV durch halb geschlossene Lippen aus, bis du das Gefühl hast, nicht mehr ausatmen zu können. Dabei ziehen sich die Muskeln zwischen den Rippen und im Bauchraum zusammen.
- Entspanne all diese Muskeln nach einer kurzen Pause, um PASSIV einzuatmen, sodass frische Luft durch deine Nase einströmt. Die Lunge wird dadurch wieder in eine neutrale Position gebracht. Es ist keine Anstrengung zum Einatmen nötig, entspanne dich einfach.
- Wiederhole dieses Vorgehen fünf Mal.

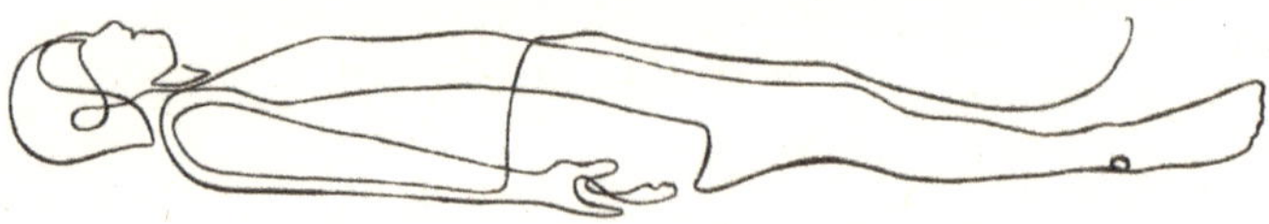

Da wir jetzt deine Atemmuskeln aufgewärmt haben, konzentrieren wir uns auf die Verbesserung deines Atemmechanismus und der CO_2-Toleranz.

VERBESSERUNG DES ATEMMECHANISMUS UND DER CO_2-TOLERANZ

Mit dieser Übung schlägst du sozusagen zwei Fliegen mit einer Klappe. Als Erstes verbesserst du deinen Atemmechanismus, als Zweites deine CO_2-Toleranz.

- Führe 20 Atemzyklen aus (siehe Erklärung unten).
- Führe das Atemanhalten aus (siehe Erklärung unten).
- Wiederhole diesen Prozess von Atemzyklus und Atemanhalten insgesamt drei Mal.

WIE MAN EINEN ATEMZYKLUS AUSFÜHRT

Je nach Stufe, die du im 1. Test (Visuelle Beobachtung) herausgefunden hast, verwendest du eine andere Technik für den Atemzyklus. Bei beiden Techniken atmest du durch die Nase ein und aus.

WENN DU ZU STUFE A ODER B GEHÖRST, FÜHRE DIE ZWERCHFELLATMUNG DURCH

Bei dieser Technik konzentrierst du dich darauf, das Zwerchfell vollständig einzusetzen. So verläuft ein Atemzyklus:

- Beginne in liegender Position mit angewinkelten Beinen und den Fußsohlen auf dem Boden.
- Lege die rechte Hand auf den Bauchnabel und die linke Hand leicht darüber (der Zeigefinger sollte dabei am unteren Ende des Brustbeins liegen).
- Visualisiere die Lage deines Zwerchfells und beginne, von diesem Muskel aus zu atmen.
- Atme langsam und sanft durch die Nase ein und in den unteren Brustkorb. Er dehnt sich dabei in alle Richtungen aus. Die Vorstellung, in den mittleren Rücken zu atmen, könnte dabei hilfreich sein. Atme etwas mehr ein als bei einem normalen Atemzug und fülle die Lunge zu etwa 80 Prozent aus.
- Spüre, wie sich deine linke (obere) Hand nach oben und seitwärts bewegt, während sich deine rechte (un-

tere) Hand passiv erhebt. Erzwinge diese Bewegung jedoch nicht. Halte den Bauch entspannt und lasse ihn sich durch die Abwärtsbewegung des Zwerchfells mitbewegen.

- Atme durch die Nase aus und entspanne dich einfach. Lasse Brustkorb und Bauch in eine neutrale Ruheposition zurückkehren.

Wenn du diese Atmung gut beherrschst, dann beobachte die anderen Muskeln in deinem Körper, um festzustellen, ob du sie beim Atmen miteinbeziehst.

Bewegen sich dein Nacken, deine Schultern und die Schulterblätter? Verspannen sich beim Ein- oder Ausatmen irgendwelche Muskeln im Gesicht oder am Kiefer?

Entspanne diese Muskeln so weit wie möglich, bis nur noch deine primären Atemmuskeln beansprucht werden.

WENN DU ZU STUFE C ODER D GEHÖRST, FÜHRE DIE ISOLIERTE BAUCHATMUNG DURCH

Dies ist der erste Schritt zum Erlernen der Zwerchfellatmung. Die Technik konzentriert sich darauf, alle unnötigen Atemgewohnheiten aufzulösen, die auf Verspannungen basieren oder mit eingezogenem Bauch durchgeführt werden und die du im Lauf der Zeit entwickelt hast.

Dies entspricht einem Atemzyklus:

- Beginne in einer liegenden Position mit angewinkelten Beinen.
- Lege die rechte Hand auf den Bauchnabel und die linke Hand auf die Brust.
- Atme langsam und sanft durch die Nase ein und konzentriere dich auf das Heben deiner rechten (unteren) Hand, während du die linke (obere) Hand so ruhig wie möglich hältst.
- Es ist nicht nötig, die Lunge vollständig mit Luft zu füllen, da durch einen sehr tiefen Atemzug zwangs-

läufig mehr Muskeln im oberen Brustbereich aktiviert werden. Atme nur so weit ein, dass die oberen Brustmuskeln noch ruhig bleiben.

› Atme durch die Nase aus und entspanne dich, wobei der Bauch wieder in eine neutrale Ruheposition zurückkehrt.

Hinweis: Für manche Menschen wird sich dieser Rhythmus so anfühlen, als wäre er unmöglich durchzuführen. Schließlich versucht man in umgekehrter Weise zu atmen, wie man es jahrelang gewohnt war.

Wenn es dir zu schwer erscheint, lass dich nicht entmutigen. Es braucht etwas Geduld und Übung.

Experimentiere einfach weiter und konzentriere dich auf den Versuch, verschiedene Muskeln anzusprechen.

Irgendwann gelingt es dir!

WIE MAN DEN ATEM ANHÄLT

Dies geschieht auf die gleiche Weise wie die zuvor beschriebene Übung des Atemanhaltens. Wenn du deine Atemzyklen abgeschlossen hast, übe die folgenden Schritte.

Denke daran: Dieser Test ist kein Maßstab für die maximale Zeitspanne, die du den Atem anhalten kannst. Hier halten wir den Atem nur so lange an, bis wir die ersten Anzeichen von Lufthunger verspüren.

Wenn du willst, kannst du dein Atemanhalten timen. Ich ermutige meine Klienten jedoch dazu, die Zeit nur dann zu stoppen, wenn sie jede Woche Bewertungen durchführen.

- Atme normal durch die Nase ein und wieder aus (entleere die Lunge dabei nicht vollständig, es geht lediglich um ein entspanntes Ausatmen).
- Kneife die Nase mit den Fingern zu, um ein schleichendes Einatmen zu verhindern.
- Entspanne dich bis zu dem Punkt, wo du die ersten Anzeichen von Lufthunger verspürst. Dazu gehören die unwillkürlichen Bewegungen deiner Muskeln. Dein Bauch fängt vielleicht an, sich zusammenzuziehen oder zu zucken. Oder Hals und Kehle ziehen sich zusammen.

- Lasse die Nase los und atme sanft ein. Wenn du zu tief einatmen musst, dann hast du den Atem zu lange angehalten. Du solltest normal und ruhig weiteratmen können.

Sicherheitshinweis

Übungen, bei denen es um langes Atemanhalten geht, sollten nicht während der Schwangerschaft oder bei einer der folgenden Erkrankungen durchgeführt werden:

- Epilepsie
- unkontrollierte Blutdruckwerte
- Sichelzellenanämie
- schwere Herzprobleme in den vergangenen sechs Monaten

Wenn du dir nicht sicher bist, ob diese Übungen für dich geeignet sind, konsultiere bitte deinen Arzt.

Focus 5

Jetzt hast du die Core-15-Übungen abgeschlossen und kannst dich auf den primären Bereich konzentrieren, den es zu entwickeln gilt.

Sieh dir die Stufen an, die du in den drei Tests erreicht hast, und wähle den Test mit der niedrigsten Stufe aus. Mache die folgenden Übungen, um den entsprechenden Aspekt deiner Atmung zu verbessern. Wenn bei dir zwei oder drei Tests mit niedriger Stufe ausgefallen sind (zum Beispiel zwei C), wechsle die Übungen jeden Tag ab (oder mache alle, wenn du die Zeit hast!).

TEST VISUELLE BEOBACHTUNG

Wenn du in diesem Test die niedrigste Stufe erreicht hast, führe die beiden folgenden Übungen durch.

1. SCHAUMSTOFFROLLE

Weiche Schaumstoffrollen sind sehr hilfreich, um die Flexibilität des Brustkorbs und der Brustwirbelsäule zu erhöhen. Eine solche Rolle kann man günstig online kaufen. Sie lässt sich für viele Muskelgruppen im Körper gut einsetzen.

- Lege dich auf den Rücken mit angewinkelten Beinen, die Füße sind parallel auf dem Boden aufgestellt.
- Platziere die Schaumstoffrolle in der Mitte deines Rückens.
- Hebe die Hände über den Kopf und verschränke sie. Die Ellbogen sind gebeugt, die Arme sind entspannt und werden von der Schwerkraft nach unten gezogen. Drücke das Becken gegen den Boden.

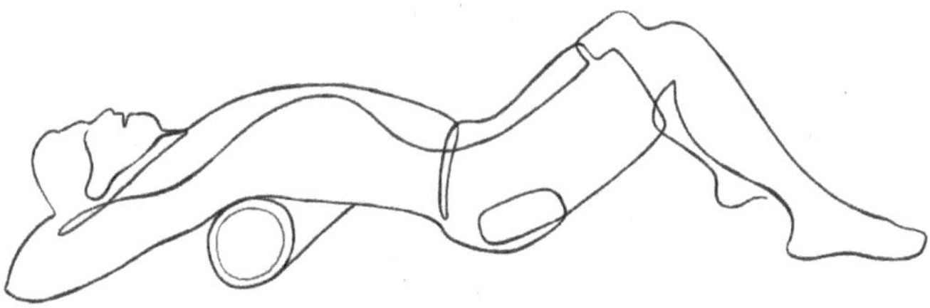

- Du solltest ohne Schmerzen den Druck der Rolle und gleichzeitig die Dehnung der großen Rückenmuskeln, des oberen Rückens und des Brustkorbs spüren. Wenn du Schmerzen empfindest, ersetze die Schaumstoffrolle durch ein zusammengerolltes Handtuch, das sanfter auf den Rücken wirkt.
- Atme für vier Sekunden durch die Nase in den unteren/mittleren Rücken; atme durch Nase oder Mund (je nachdem, was sich besser anfühlt) vier Sekunden lang aus und entspanne dich mehr in die Dehnung hinein.
- Bleibe in dieser Haltung für zwei Minuten. Wenn du eine kleine Pause brauchst, kannst du die Dehnung 45 Sekunden lang halten, 30 Sekunden ruhen und erneut 45 Sekunden lang dehnen.

2. BAUCHATMUNG MIT GEWICHT

In dieser Übung legen wir etwas zusätzliches Gewicht auf den Bauch, um mehr Widerstand zu bieten und eine bessere Kontrolle für die Bauchatmung zu bekommen. Du brauchst ein Gewicht, das gut auf dem Bauch aufliegt – einen Stapel

Bücher, einen großen Beutel Reis oder sogar eine Kugelhantel. Zwischen vier und sechs Kilo reichen vollkommen.

- Beginne in einer liegenden Position, die Beine aufgestellt und die Füße auf dem Boden.
- Lege das Gewicht auf deinen Bauch, knapp oberhalb des Bauchnabels.
- Atme langsam durch die Nase ein und konzentriere dich darauf, das Gewicht auf dem Bauch Richtung Himmel zu drücken.
- Atme aus und entspanne dich, lasse den Bauch in eine neutrale Ruhestellung zurückkehren (das geschieht schnell, da du extra Gewicht auf deinem Bauch liegen hast).
- Wiederhole diese Übung 30 Mal.

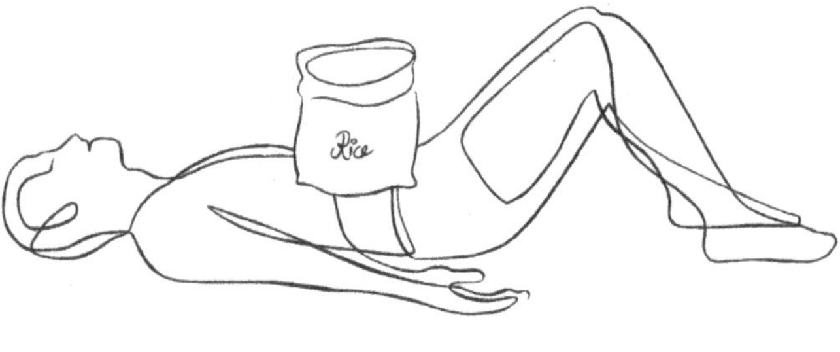

TEST VITALKAPAZITÄT

Wenn du in diesem Test die niedrigste Stufe erreicht hast, führe die folgende Übung durch.

Schaumstoffrolle

Führe die gleiche Schaumstoffrollenübung durch, wie zuvor im Test Visuelle Beobachtung beschrieben. Bleibe dabei für volle fünf Minuten in der Dehnung. Wenn du eine kleine Pause brauchst, kannst du die Dehnung zwei Minuten lang halten, eine Minute entspannen und dann erneut zwei Minuten dehnen.

TEST CO_2-TOLERANZ

Wenn du beim CO_2-Toleranztest die niedrigste Stufe erreicht hast, führe die folgende Übung durch.

Tanzende CO_2-Übung

Mit dieser Übung kannst du deine CO_2-Toleranz erhöhen. Die Idee dahinter ist, dass sich eine tolerierbare Menge an CO_2 im Blut ansammelt. Indem du langsamer und mit weniger Volumen atmest, bleibt das CO_2 für eine längere Zeit in deinem Blut.

Sicherheitshinweis

Diese Übung sollte nicht während der Schwangerschaft oder bei einer der folgenden Erkrankungen durchgeführt werden:

- Epilepsie
- unkontrollierte Blutdruckwerte
- Sichelzellenanämie
- schwere Herzprobleme in den vergangenen sechs Monaten

Wenn du dir nicht sicher bist, ob diese Übung für dich geeignet ist, konsultiere bitte deinen Arzt.

- Beginne in einer sitzenden oder liegenden Position.
- Atme sanft und langsam ein und wende entweder das Atemmuster der Zwerchfellatmung oder der isolierten Bauchatmung (Seite 110) an. Zur Orientierung kannst du die Hände auf die Brust und/oder den Bauch legen.

- Atme aus und entspanne dich. Lasse dabei den Bauch in eine neutrale Ruheposition zurückkehren.
- Beginne damit, die Tiefe deines Atmens zu verringern, indem du jede Einatmung etwas kürzer als die vorherige machst, bis du ein erträgliches Verlangen zu atmen verspürst. Sobald du an diesem Punkt angelangt bist, behalte diese Atemtiefe bei.
- Hier wird die Übung wie ein Tanz. Versuche, diesen Lufthunger konstant zu halten, indem du ihn mit deiner Atemtiefe entweder vergrößerst oder verringerst. Wenn er zu stark wird, erhöhst du die Tiefe der nächsten Atemzüge leicht, um den CO_2-Gehalt auf ein tolerierbares Maß zu senken. Wenn der Lufthunger wieder weniger wird, atme bei deinem nächsten Atemzug flacher.
- Wird dein Drang zu atmen zu stark, und du musst nach Luft schnappen, bist du zu weit gegangen. Wenn dies geschieht, atme 15 Sekunden lang normal weiter und beginne anschließend wieder damit, die Atemtiefe zu verringern.
- Mit der Zeit wirst du in der Lage sein, die Tiefe und die Bewegung deiner Atemmuskeln zu reduzieren – du

könntest sogar den Eindruck bekommen, als würdest du überhaupt nicht atmen!

- Sei dir auch deiner Gefühle während dieser Übung bewusst – empfindest du Stress oder Panik, oder kannst du dich in das leichte Unbehagen, das sich entwickelt, hinein entspannen?
- Das Ziel dieser Übung liegt darin, den erträglichen Wunsch zu atmen fünf Minuten lang aufrechtzuerhalten. Wenn du jedoch das Gefühl hast, du musst diesen Rhythmus in 30-, 45- oder 60-Sekunden-Durchgänge aufteilen, ist das völlig in Ordnung.

Zusammenfassung

CORE 15

Dehnen
Dehnung der Brustmuskulatur
Der vertikale Hund
Vorwärtsbeuge
Katze – Kuh
Querbalken
Den Psoas spannen und entspannen
Drehung der Wirbelsäule

→

Übung 1: Aufwärmen der Atemmuskulatur mit der Atemschaukel

↓

Übung 2: Verbesserung des Atemmechanismus und der CO_2-Toleranz

+

FOCUS 5

Test Visuelle Beobachtung	**Test Vitalkapazität**	**Test CO_2-Toleranz**
Schaumstoffrolle Bauchatmung mit Gewicht	Schaumstoffrolle	Tanzende CO_2-Übung

Dein Atemmuster spiegelt deine Gefühlslage wider

Denke einmal an das letzte Mal, als du dich gestresst, ängstlich oder nervös gefühlt hast. Hat sich deine Atmung verändert? Vielleicht ist dir aufgefallen, dass sich deine Atemfrequenz erhöht hat oder deine Atmung flacher wurde. Vielleicht hast du sogar durch den Mund ein- und ausgeatmet oder den Atem angehalten.

Wann immer wir gestresst sind, verändert unser Körper automatisch die Art und Weise zu atmen. Infolgedessen atmen wir normalerweise schneller und nutzen die sekundären Atemmuskeln im oberen Brustkorb, die allerdings nicht für den ständigen Einsatz gedacht sind.

Fühlst du dich dauerhaft gestresst, wird auch deine Atmung gestresst sein. In dieser Situation ändert sich nicht nur die Atmung; eine ganze Reihe von Veränderungen findet in unserem Körper gleichzeitig statt, ohne dass wir es überhaupt merken.

Der menschliche Körper funktioniert nach Gewohnheitsmustern. Wenn du weiterhin auf diese Weise atmest, wird es zu einer unbewussten Gewohnheit. Selbst wenn der äußere Stressfaktor nicht mehr existiert, bleibt die Atemgewohnheit bestehen. Genau so, wie deine Gefühlslage deine Atmung beeinflusst, beeinflusst deine Atmung deine Gefühlslage.

Wenn du über einen längeren Zeitraum auf die Art weiteratmest, wirkt sich das nachteilig auf deine Gesundheit aus. Anfangs fühlt es sich einfach wie Reizbarkeit, Verspannungen in Nacken und Schultern oder Schlafstörungen an.

Dann kann es sich zu Angstzuständen, Schlaflosigkeit, chronischer Müdigkeit, Verdauungsproblemen und Muskelschmerzen entwickeln. Das ist jedoch alles kein Weltuntergang.

Das Gute daran ist, dass das Problem gleichzeitig die Lösung ist. Wir können mit unserem Atem nicht nur unsere Physiologie verändern, sondern ihn auch als Werkzeug einsetzen, um unseren inneren Zustand zu steuern.

4

DEIN WERKZEUG FÜR DIE TÄGLICHE ATEMARBEIT

Dieses Kapitel widmet sich den Techniken, mit denen man das wunderbare Werkzeug, genannt Atmung, vollkommen ausschöpfen kann.

Einige dieser Techniken haben ihren Ursprung in jahrtausendealten Kulturen und Traditionen, andere wurden in Kliniken, Fitnessstudios oder Laboratorien unter strengen Forschungsbedingungen entwickelt. Ich habe viele Techniken selbst kreiert und mit enorm positiven Ergebnissen an meinen Klienten getestet. Unabhängig vom Ursprung einer Technik geht es einfach nur darum, unsere Atmung zu verändern, um unsere Physiologie zu beeinflussen und ein erwünschtes Ergebnis zu erzielen.

In diesem Kapitel behandeln wir die grundlegenden Techniken, die du täglich anwenden kannst, von frühmorgens, sobald du die Augen öffnest, bis spätabends, bevor du ins Bett sinkst.

Als Erstes ist die Erkenntnis wichtig, dass die Beziehung zu deiner Atmung einzigartig für dich ist. Deshalb wirken Atemtechniken so unterschiedlich auf Menschen. Beispielsweise empfinden manche das Anhalten des Atems nach dem Ausatmen als stressig – nicht gerade förderlich, da man sich mit dieser Technik eigentlich entspannen soll! Auf andere hat es jedoch den gegenteiligen Effekt und wirkt wunderbar beruhigend.

Ich biete dir im Folgenden lediglich einen Leitfaden mit vielen Optionen und Variationen an – das Wichtigste dabei ist, dass du nach deinem Gefühl gehst. Die Techniken laden dich dazu ein, dir über deinen körperlichen, geistigen und emotionalen Zustand bewusst zu werden. Deinen Atem zu beobachten und zu spüren, wie er dich beeinflusst, ist eine der intimsten Formen der Selbstreflexion.

TIPP

Wenn man zum ersten Mal Atemtechniken erlernt, wird man oft dazu aufgefordert, auf die Länge eines Atemzugs zu achten (zum Beispiel drei Sekunden lang einatmen, sechs Sekunden lang ausatmen). Jedoch ist es genauso wichtig zu erkennen, welche Muskeln man zum Ein- und Ausatmen verwendet. Bei allen hier beschriebenen Techniken möchte ich dich dazu auffordern, bei jedem Atemzug eine korrekte Zwerchfellatmung anzuwenden, wie im vorherigen Kapitel beschrieben. Es sei denn, ich schreibe etwas anderes.

Gewöhne dich an die Skala des Atemvolumens (AV)

Man kann viele Eigenschaften des Atems beeinflussen, um eine Atemtechnik zu entwickeln. Eine, die beim Unterrichten einer Technik oft verloren geht, ist das Volumen des Ein- und Ausatmens. In den folgenden Übungen werde ich auf das Volumen der Ein- und Ausatmung eingehen und dabei eine Skala von eins bis zehn verwenden. Sie zeigt an, wie viel Volumen du ein- oder ausatmen solltest. Um ein Gespür für diese Skala zu bekommen, mache Folgendes:

- Atme tief ein und fülle deine Lunge vollständig aus. Du spürst eine Ausdehnung im Bauch, in der Brust und im Schlüsselbeinbereich. Das entspricht einem AV von 10.
- Atme ohne Kraftaufwand aus, während du jeden Muskel in deinem Körper entspannst, bis Brust und Bauch wieder auf ihre normale Größe geschrumpft sind. Das entspricht einem AV von 5.
- Atme jetzt noch einmal mit Kraftaufwand aus und presse dabei die Bauchmuskeln zusammen, bis du das Gefühl hast, keine Luft mehr in der Lunge zu haben. Das entspricht einem AV von 1.

Der erste Schritt der Atemarbeit: Atembewusstsein

Der erste und wichtigste Schritt bei jeder Atemarbeit besteht zunächst darin, die Aufmerksamkeit auf den Atem zu richten, ohne ihn verändern zu wollen. Du bist nur der Beobachter, der Zeuge eines natürlichen Vorgangs in Aktion. Dein Atem ist der Anker im Hier und Jetzt; er ist nie in der Vergangenheit und auch nie in der Zukunft.

Zufälligerweise ist diese Praxis an sich schon sehr entspannend, wenn auch anfangs etwas herausfordernd. Es kann schwierig sein, den Atem zu beobachten und nicht die Kontrolle über ihn ergreifen zu wollen. Das gilt besonders für Menschen, die große Mühe damit haben, die Kontrolle in einem oder vielen Bereichen ihres Lebens aufzugeben.

Unsere Art zu atmen spiegelt sehr gut wider, wie wir dem Leben begegnen. Für jemanden, der die Kontrolle nicht aufgeben will, kann das Geschehenlassen der Atmung eine Herausforderung darstellen. Mit etwas Übung wird es jedoch leichter, den Atem reflexartig kommen und gehen zu lassen, ohne dabei einzugreifen.

DAS ATEMBEWUSSTSEIN ÜBEN

› Setze dich bequem hin.

› Schließe den Mund und erlaube dem Atem, durch die Nase zu kommen und zu gehen.

› Nimm zunächst einfach die körperlichen Empfindungen beim Atmen wahr.
  - Verfolge den Luftstrom durch deine Nase in die Lunge hinein – wie fühlt sich das an?
  - Welche Muskeln bewegen sich beim Atmen?

› Achte nun auf die natürlichen Reflexe deiner Atmung.
  - Wann und wie lange will dein Körper einatmen?
  - Will dein Körper am höchsten Punkt der Einatmung eine Pause machen?
  - Wann will dein Körper wieder ausatmen und für wie lange?
  - Will dein Körper am tiefsten Punkt der Ausatmung eine Pause machen?

› Beobachte weiterhin den Atem in seiner reflexartigen Form. Es gibt kein Richtig oder Falsch, es gibt nichts zu erreichen, nichts zu verbessern. Nimm einfach mit Neugier wahr. Lasse deinen Atem dich beatmen!

› Für eine entspannende Wirkung wiederhole die Übung mindestens drei bis fünf Minuten. Diese Praxis ist auch hervorragend zur Meditation geeignet, sodass du so lange weitermachen kannst, wie du möchtest.

Es ist vollkommen normal, dass der Verstand während dieser Übung abschweift oder abgelenkt wird, das ist kein Problem! Sobald du merkst, dass du abgewichen bist, hole deine Aufmerksamkeit einfach zurück und konzentriere dich auf den nächsten Atemzug.

Hier nun ein paar Vorschläge, wie du den Atem je nach Tageszeit nutzen kannst!

DER MOTIVATOR AM MORGEN

DURCH ATMEN DEN KÖRPER AUFWECKEN

BEGINNE DEN TAG MIT EIN WENIG TIEFEM ATEMSURFEN

Während des Schlafes fährt unser Körper viele seiner Vitalfunktionen herunter, unter anderem die Atemfrequenz, die Herzfrequenz und den Blutdruck. Gleich morgens aus dem Bett zu springen ist deshalb meist keine so gute Idee. Es kann zu übermäßigem Stress führen, wenn sich der Körper an diese unerwartete Aktivität anzupassen versucht.

Stattdessen kannst du deinen Atem einsetzen, um den Körper sanft aufzuwecken und sein Atmungs-, Nerven-, Herz-Kreislauf-, Lymph- und Verdauungssystem anzuregen.

Ich nenne diese Übung gerne »tiefes Atemsurfen«, weil wir unseren Atem wie eine Welle der Bewegung durch unseren Körper schicken. Er beginnt im Bauch, bewegt sich durch die mittleren Rippen bis hin zur Brust – wir reiten förmlich auf den Wellen unseres Atems. Das ist auf jeden Fall besser, als im Bett zu liegen und zehn Minuten lang am Handy durch die sozialen Medien zu surfen.

TIEFES ATEMSURFEN

- Wenn du im Bett liegst, platziere eine Hand auf deinem Bauchnabel und die andere auf der Brust, wobei die Fingerspitzen die Mitte des Brustbeins berühren (dadurch ruht deine Hand auf der Seite der Rippen).
- Atme durch die Nase in den Bauch, sodass sich die Hand auf dem Bauch um einige Zentimeter hebt, die andere Hand am Brustbein jedoch kaum (AV von 7).
- Atme mit einem entspannten Seufzer durch den Mund aus (AV von 5).
- Wiederhole dieses Muster drei Mal.
- Als Nächstes atme durch die Nase, wobei sich die Hand auf dem Bauch nach oben bewegt. Eine Sekunde später lasse den Atem weiter hoch zu den mittleren Rippen steigen. Sie dehnen sich dadurch seitwärts aus (AV von 8).
- Atme mit einem entspannten Seufzer durch den Mund aus (AV von 5).
- Wiederhole dieses Muster drei Mal.
- Dann wiederhole die Atmung über den Bauch und die mittleren Rippen, aber lasse dieses Mal, kurz nachdem sich die mittleren Rippen ausgedehnt haben, den Atem bis zum Schlüsselbein hinaufströmen (AV von 9).

- Atme mit einem entspannten Seufzer durch den Mund aus (AV von 5).
- Wiederhole dieses Muster drei Mal.

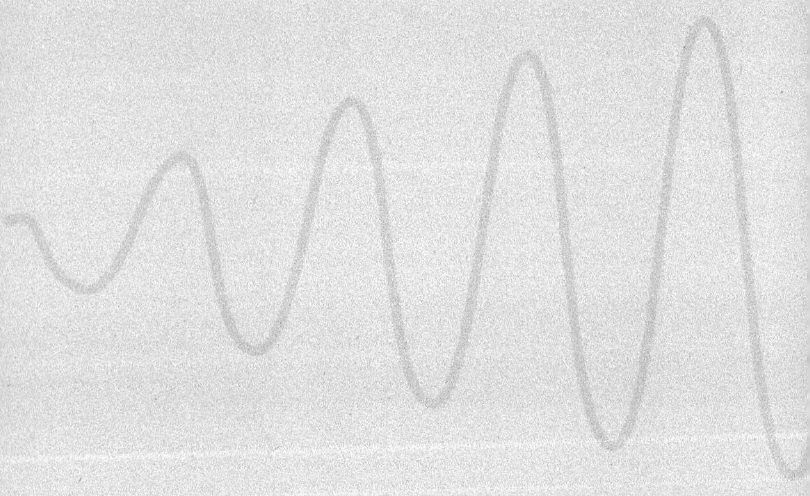

DER BOOSTER AM NACHMITTAG

ATMEN FÜR MEHR ENERGIE

DIE FEUERATMUNG (KAPALABHATI PRANAYAMA)

Ausgehend von der yogischen Atempraxis des Pranayama bewirkt diese Atmung Klarheit im vorderen Bereich des Gehirns, der für komplexere Funktionen zuständig ist wie Erkenntnisfähigkeit, Sinneswahrnehmung, Ausführen motorischer Befehle und Sprache. Also die Art von Funktionen, die man gerade am frühen Nachmittag bei der Arbeit braucht.

Wichtig bei der Durchführung der Kapalabhati ist, dass sich deine Energie auf das Ausatmen richtet, während die Einatmung passiv ist. Da du kraftvoll ausatmest, wird dein Einatmen automatisch geschehen, sobald du dich entspannst. Du atmest mit Kraft aus und lässt das Einatmen von selbst kommen. Ich habe der traditionellen Kapalabhati einen zusätzlichen Atemschritt hinzugefügt, den meine Klienten und ich sehr schätzen.

Sicherheitshinweis

Diese Übung sollte nicht während der Schwangerschaft oder bei Magenproblemen, wie beispielsweise Magengeschwüren, durchgeführt werden.

- Diese Atemtechnik kann im Sitzen oder im Stehen ausgeführt werden.
- Atme kraftvoll durch die Nase aus und ziehe dabei deine Bauchmuskeln kräftig zusammen (AV von 3).
- Lasse die Einatmung von selbst geschehen, während du deine Bauchmuskeln entspannst (AV von 5).
- Mache 20 schnelle Atemzüge in dieser Weise.
- Atme vollständig durch die Nase ein (AV von 9).
- Halte deinen Atem für zehn Sekunden an.
- Während du den Atem anhältst, entspanne Bauch, Rücken, Brust, Schultern und Nacken – vielleicht spürst du dabei einen leichten Druck im Kopf.
- Seufze durch den Mund und entspanne dich für ein paar Sekunden (AV von 5).
- Wiederhole das drei Mal.

DIE ENERGETISIERENDE KANINCHEN-ATMUNG

Wenn du dich das nächste Mal nach einem Kaffee am späten Nachmittag sehnst, spare dir das Geld und atme einfach – es kostet nichts! Die energetisierende Kaninchen-Atmung (*Energizer Bunny*) ist eine Abwandlung einer Technik aus der Sufi-Tradition. Ich nenne sie deshalb so, weil man beim Atmen schnell durch die Nase schnuppert, wodurch man die Nase zum Zucken bringt, genau wie bei einem Kaninchen.

Das Atemtempo ist schnell und füllt die Lunge vollständig aus. Diese Kombination aus schnellem Tempo und tiefer Atmung ist unglaublich anregend und sehr hilfreich, wenn du müde bist oder dich groggy fühlst und einen schnellen Energieschub brauchst.

Durch diese Art zu atmen wird dir möglicherweise etwas schwindelig, oder du spürst ein leichtes Kribbeln im Körper. Das ist alles völlig normal, also brauchst du dir keine Sorgen zu machen. Alles wird innerhalb weniger Sekunden nach Beenden dieser Atemmethode wieder normal. Nur mit dem Unterschied, dass du dich sehr energiegeladen fühlst.

› Diese Atemtechnik kann im Sitzen oder im Stehen ausgeführt werden.
› Atme entspannt aus (AV von 5).
› Atme drei Mal schnell und kräftig durch die Nase ein und fülle dabei die Lunge nach und nach mit mehr Luft. Die Länge der Einatmung ist immer gleich. Bei der letzten Einatmung sollte dein Atemvolumen bis zu AV 9 betragen.
› Atme mit einem großen Seufzer durch den Mund aus (AV von 5).
› Damit ist ein Atemzyklus abgeschlossen. Versuche bis zu 36 Atemzyklen pro Minute zu machen, sodass jeder Atemzug etwas weniger als zwei Sekunden dauert.
› Wiederhole dieses Muster 45 bis 60 Sekunden lang und achte auf den Unterschied, wie du dich dabei fühlst!

STRESS AUFLÖSEN

ATMEN FÜR DIE ENTSPANNUNG

Im Jahr 2018 zeigte eine britische Umfrage zum Thema Stress, dass sich 74 Prozent der Teilnehmer im vergangenen Jahr aufgrund von Stress überfordert oder nicht in der Lage fühlten, mit einer Situation umzugehen.[4]

Die physiologische Reaktion auf Stress wird durch das autonome Nervensystem (ANS) gesteuert. Das ANS ist der Teil des Nervensystems, der die lebenswichtigen Prozesse autonom und unwillkürlich reguliert. Dazu gehören Herzfrequenz, Blutdruck, Atmung und Verdauung.

Das ANS unterteilt sich in das sympathische Nervensystem (SNS) und das parasympathische Nervensystem (PNS). Stell dir das SNS als das Gaspedal in deinem Körper vor. Es löst die »Kampf- oder Fluchtreaktion« (oder auch die Erstarrungsreaktion) aus und mobilisiert den Körper, um auf eine erkannte Gefahr schnell reagieren zu können. Sobald die Gefahr vorüber ist, wirkt das PNS als Bremse und leitet die »Rest and digest«-Reaktion (dt. »ausruhen und verdauen«) ein, die zu Entspannung und Regeneration führt. Wenn dein SNS das Gaspedal und dein PNS die Bremse ist, dann betrachte deinen Atem als den verantwortlichen Fahrer!

KOHÄRENTE ATMUNG

Wenn wir entspannt sind, ist unser PNS viel aktiver. Der Grad der Aktivität im PNS spiegelt sich in unserer Herzfrequenzvariabilität (HRV – Engl. *heart rate variability*) wider. Bei dieser Messung geht es um die natürlichen zeitlichen Schwankungen zwischen den Herzschlägen.

Viele Menschen würden meinen, dass eine geringere zeitliche Variabilität zwischen den Herzschlägen (eine niedrige HRV) wünschenswert ist, während eigentlich eine gesunde, das heißt eine höhere HRV, ein Indikator für ein ausgeglichenes und flexibles Nervensystem und ein gesundes Herz-Kreislauf-System ist. Die effektivste Art, die Herzfrequenzvariabilität zu beeinflussen, ist über die Atmung.

Bei der kohärenten Atmung, erstmals von Stephen Elliott in seinem Buch *The New Science of Breath* beschrieben, wird mit einer Rate von fünf Atemzügen pro Minute geatmet (sechs Sekunden einatmen, sechs Sekunden ausatmen). Das optimiert die Herzfrequenzvariabilität nachweislich.[5]

- Beginne in einer sitzenden oder liegenden Position.
- Atme sechs Sekunden lang durch die Nase ein (AV von 8).
- Atme sechs Sekunden lang durch die Nase aus (AV von 3).
- Wiederhole diesen Zyklus für mindestens drei Minuten. Wenn du möchtest, kannst du ihn auch länger machen.

- Wenn sich die sechs Sekunden für dich wie ein Kampf anfühlen, dann reduziere sie auf fünf oder vier Sekunden und gewöhne dich zuerst an dieses Tempo. Du kannst es schrittweise auf sechs Sekunden steigern.
- Wenn du über 1,80 Meter groß bist, möchtest du vielleicht noch langsamer atmen: Versuche sieben Sekunden lang ein- und sieben Sekunden lang auszuatmen.
- Kinder unter zehn Jahren sollten nur vier Sekunden lang ein- und vier Sekunden lang ausatmen.

Zum Ausprobieren

Taste deinen Puls am Handgelenk und beginne, deine Atmung zu verlangsamen, indem du vier Sekunden lang ein- und vier Sekunden lang ausatmest. Achte dabei auf die Geschwindigkeit deines Pulses beim Ein- und Ausatmen. Merkst du, wie dein Puls bei der Ausatmung langsamer wird? Auf diese Weise kannst du feststellen, wie schnell deine Herzfrequenzvariabilität durch deine Atmung beeinflusst werden kann.

DIE FEIERABEND-ATMUNG AB 17 UHR

Bei dieser Technik atmest du länger aus, als du einatmest, und hältst nach dem Ausatmen kurz inne. Studien belegen, dass man die Aktivität des Vagusnervs, des längsten Nervs des ANS, deutlich erhöhen kann, wenn man länger aus- als einatmet. Das führt wiederum zu einer intensiveren Entspannungsreaktion.[6]

Ich nenne diese Technik die Feierabend-Atmung, weil fünf Uhr nachmittags für manche von uns der erfreuliche Feierabend-Moment ist, in dem man sich entspannen und amüsieren kann. Die Technik steht ebenso für die fünf Atemzüge pro Minute, die dir helfen, herunterzuschalten und dein körperliches System zu beruhigen.

- Beginne in einer sitzenden oder liegenden Position.
- Atme vier Sekunden lang durch die Nase ein (AV von 8).
- Atme sechs Sekunden lang durch die Nase aus (AV von 3).
- Halte den Atem zwei Sekunden lang an.
- Das entspricht einem Atemzyklus.
- Wiederhole diesen Atemzyklus mindestens zehn Mal.
- Dies kannst du so oft machen, bis du den erwünschten Entspannungszustand erreicht hast.

DIE DOPPELT RUHIGE ATMUNG

Wenn dir das Anhalten des Atems nach dem Ausatmen in der Feierabend-Atmung unangenehm war, dann probiere diese Atemtechnik. Sie heißt deshalb »die doppelt ruhige Atmung«, weil wir die Dauer der Ausatmung, die den Vagusnerv aktiviert, verdoppeln.

- Beginne in einer sitzenden oder liegenden Position.
- Atme vier Sekunden lang durch die Nase ein (AV von 8).
- Atme acht Sekunden lang durch die halb geschlossenen Lippen aus (AV von 3).
- Das entspricht einem Atemzyklus.

Wiederhole diesen Atemzyklus mindestens 15 Mal, oder du wiederholst ihn so lange, bis du den gewünschten Entspannungszustand erreicht hast.

- Wenn dir acht Sekunden zu lang erscheinen, dann versuche den Rhythmus drei/sechs oder zwei/vier und steigere dich langsam, bis sich acht Sekunden Ausatmung gut anfühlen.

DIE BIENENATMUNG (BHRAMARI PRANAYAMA)

Dies ist ein weiterer Klassiker aus der yogischen Atempraxis des Pranayama, der nachweislich die Herzfrequenz und sogar den Blutdruck senkt.[7] Bei dieser Technik wirst du einige Geräusche machen, sodass sich die Anwendung nicht für ein ruhiges Büro eignet. Zu Hause oder in einem lauten Bus oder Zug kann man sie jedoch hervorragend praktizieren.

- Setze dich bequem mit geradem Rücken hin.
- Schließe den Mund und die Lippen.
- Atme langsam durch die Nase ein (AV von 8).
- Atme durch die Nase aus und mache dabei ein summendes »MMM«-Geräusch, wie das Summen einer Biene (AV von 3).
- Der Ton sollte zwar leise sein, aber so laut, dass du die Vorderseite deines Gesichts und Schädels vibrieren spürst.
- Du kannst mit dem Summen in verschiedenen Tonhöhen experimentieren, um eine unterschiedliche Wirkung zu erzielen.
- Wiederhole diese Übung mindestens fünf Mal oder so oft, bis du die Wirkung spürst.

› Um eine volle Wirkung zu erzielen, drücke mit den Zeigefingern auf die Ohrdeckel (Tragus), dort, wo der Gehörgang anfängt. Dies verstärkt die Wirkung des Tons beim Summen.

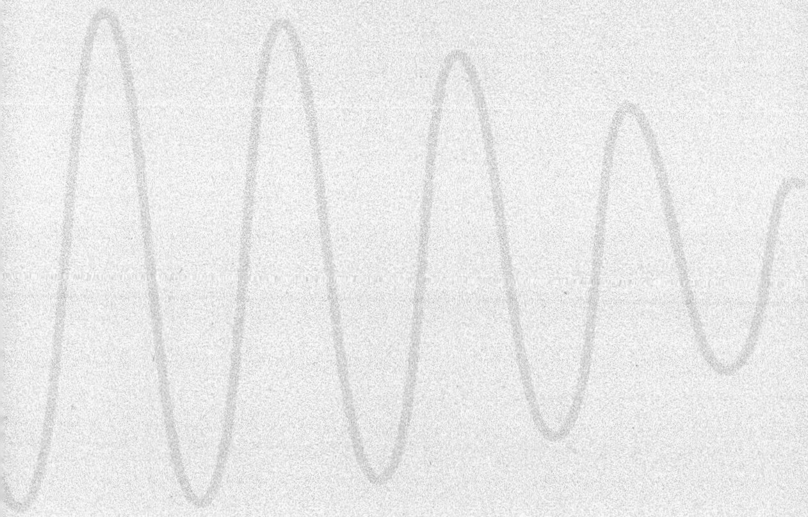

ZUR RUHE KOMMEN AM ABEND

ATMEN FÜR DEN SCHLAF

In seinem Buch *Das große Buch vom Schlaf* stellt Prof. Dr. med. Matthew Walker fest: »Die hauptsächlichen Ursachen für Krankheiten und Todesfälle in Industrienationen – Krankheiten, die das Gesundheitssystem stark beanspruchen, zum Beispiel Herzleiden, Fettleibigkeit, Demenz, Diabetes und Krebs – hängen alle nachweislich mit einem Mangel an Schlaf zusammen.«[8]

Wie kann uns nun unsere Atmung dabei helfen, ein gutes Nickerchen zu machen? Der Körper ist ausgezeichnet darin, Gewohnheiten zu entwickeln. Wenn du täglich von morgens bis abends in Aktion bist, werden deine körperlichen Mechanismen sehr gut darin sein, in diesem Zustand zu verharren. Das bedeutet, wenn du dich aufs Ohr legst, wird es dir dein Körper nicht leicht machen abzuschalten, egal wie bequem dein Bett ist. Du kannst jedoch die Atmung dafür einsetzen, dein Nervensystem zu beruhigen, indem du ihm beibringst, von einem erregten Zustand in einen Zustand der Entspannung und der Ruhe zu gelangen. Die Konzentration auf den Atem führt dich zurück in den gegenwärtigen Moment und hilft dir dabei, die unruhigen Gedankenfetzen einzudämmen.

Im Folgenden findest du eine Auswahl von Techniken, die meinen Kunden sehr geholfen haben, einen besseren Schlaf zu finden. Wenn du dich das nächste Mal im Bett hin- und herwälzt, probiere einmal die folgenden Übungen.

DIE LEITERATMUNG

Bei dieser Atmung erhöhst du langsam die Dauer deiner Ein- und Ausatmung und konzentrierst dich auf das Gefühl, wie ein veränderter Atemrhythmus dein Nervensystem nach und nach beruhigen kann.

Dieses verlangsamte Atmen fördert die Aktivität des Parasympathikus, während das Zählen der Sekunden den Geist beschäftigt.

› Mache die Übung, während du im Bett liegst.
› Atme langsam vier Sekunden durch die Nase ein (AV von 8).
› Atme langsam vier Sekunden durch die Nase aus (AV von 3).
› Atme dann fünf Sekunden lang ein und fünf Sekunden lang aus.
› Verlängere dein Ein- und Ausatmen, bis du jeweils zehn Sekunden erreicht hast.

Hinweis: Es ist nicht nötig, unbedingt bis zu zehn Sekunden zu verlängern, wenn du dich dabei unwohl fühlst. Verlängere dein Ein- und Ausatmen nur so viel, wie es sich angenehm für dich anfühlt.

- Sobald du zehn Sekunden erreicht hast, kannst du entweder in diesem Rhythmus weiteratmen oder du erhöhst die Dauer deiner Ein- und Ausatmung weiterhin oder bewegst dich wie auf einer Leiter hinauf und hinab.
- Wenn du die Dauer verringern möchtest, empfehle ich dir jedoch nicht weniger als sechs Sekunden pro Ein- und Ausatmung.

ATMEN UND LOSLASSEN

Atmen und loslassen ist eine Variante der progressiven Muskelentspannung, einer Entspannungsmethode, bei der man jede Muskelgruppe im Körper systematisch anspannt und wieder entspannt. In Kombination mit dem Atem bietet diese Technik eine wirkungsvolle Möglichkeit, um Anspannungen im Körper zu lösen und gleichzeitig den Geist zu beruhigen.

› Mache die Übung, während du im Bett liegst.
› Atme langsam durch die Nase ein (die Dauer ist dabei unwichtig, solange es langsam ist).
› Stelle dir beim Einatmen vor, wie du in eine bestimmte Muskelgruppe atmest; während du einatmest, spanne den jeweiligen Muskel langsam immer mehr an, bis du den höchsten Punkt deiner Einatmung erreicht hast.
› Es erfordert vielleicht etwas Übung, Atem und Muskelspannung gleichzeitig zu koordinieren.
› Halte deinen Atem und die Muskelspannung für ein paar Sekunden an.
› Beginne so langsam wie möglich durch die Nase auszuatmen; entspanne dabei nach und nach die angespannte Muskelgruppe, bis sie sich wachsweich anfühlt.

› Wiederhole diesen Prozess für alle Muskelgruppen, angefangen bei der Stirn bis hinunter zu den Zehen.

DIE 4-7-8-ATMUNG

Die 4-7-8-Atmung wurde durch den bekannten amerikanischen Arzt Dr. Andrew Weil populär. Diese Technik hat ihren Ursprung im Pranayama und wirkt als »natürliches Beruhigungsmittel für das Nervensystem«, das den Körper in einen Zustand der Ruhe und Entspannung versetzt. Zur Wirkung gibt es bemerkenswerte Einzelberichte. Um das meiste aus dieser Technik herauszuholen, empfiehlt Dr. Weil, die Übung mindestens zwei Mal am Tag zu praktizieren, auch dann, wenn du einschlafen willst. Nach einigen Wochen täglicher Praxis fand einer meiner Teilnehmer diese Methode derart effektiv, dass er nur selten den letzten Atemzyklus erreichte, bevor er einschlief.

› Mache die Übung liegend im Bett.
› Lege zuerst die Zungenspitze an den Gaumen direkt hinter den oberen Frontzähnen und lasse sie während der gesamten Übung dort.
› Du atmest während der Übung an der Zunge vorbei durch den Mund aus; wenn sich das unangenehm anfühlt, versuche deine Lippen leicht zu spitzen.
› Atme nun durch den Mund aus – dabei ertönt ein leises Zischgeräusch (AV von 2). Es kann sich etwas seltsam an-

fühlen, an der Zunge vorbei auszuatmen, also übe ein wenig, um dich daran zu gewöhnen.

- Schließe den Mund und atme sanft vier Sekunden lang durch die Nase ein (AV von 8).
- Halte den Atem sieben Sekunden lang an.
- Atme durch den Mund mit etwas Kraft aus und mache dabei acht Sekunden lang einen leisen Zischlaut (AV von 3).
- Damit ist ein Atemzyklus abgeschlossen.
- Wiederhole den Zyklus drei weitere Male für insgesamt vier Atemzyklen. Wenn du dich gut dabei fühlst, kannst du dich auf acht Zyklen steigern, aber nicht mehr.

Hinweis: Wenn dir diese Art der Atmung sehr langsam vorkommt, kannst du etwas schneller als eine Standardsekunde zählen und mit der Zeit langsamer werden. Wichtig ist nur, dass dein Atemrhythmus dem Verhältnis von vier Sekunden einatmen – sieben Sekunden halten – acht Sekunden ausatmen entspricht.

Atmen gegen chronische Schmerzen im unteren Rücken

In mehreren Studien wurde ein Zusammenhang zwischen Schmerzen im unteren Rücken und Störungen im Atemverhalten festgestellt. Physiotherapeuten und Heilpraktiker weltweit legen dementsprechend großen Wert auf eine richtige Atmung als Behandlungsmöglichkeit für Patienten mit Schmerzen im unteren Rückenbereich.

Einige der primären und sekundären Muskeln, die bei der Atmung eingesetzt werden, sind mit der Lendenwirbelsäule verbunden und dienen als wichtige stabilisierende Muskeln. Wenn diese nicht richtig funktionieren, kann das zu starken Schmerzen im unteren Rücken führen.

Mithilfe des 21-tägigen *Breathe-Right*-Programms (Kapitel 3) erzielst du große Fortschritte dabei, deinen Atemmechanismus wieder in einen optimalen Zustand zu bringen. Manchmal geht es bei Rückenschmerzen jedoch nicht nur um die mechanischen Strukturen des Körpers.

Dr. John Sarno, ein weltbekannter Spezialist für Rückenschmerzen, glaubte, viele Rückenschmerzen seien tatsächlich ein Symptom psychosomatischer Prozesse, zurückzuführen auf emotionale Faktoren. In seinem Buch *Frei von Schmerz. Psychosomatische Beschwerden verstehen und ganzheitlich behandeln* beschreibt er, wie uns das Gehirn durch die Empfindung von Schmerz ablenkt, damit wir die negativen Emotionen nicht zu spüren brauchen.

Anstatt beispielsweise anzuerkennen, dass wir in einer ungesunden Beziehung leben, unseren Job hassen oder frühere Traumata nicht verarbeitet haben, bringt uns das Gehirn dazu, uns auf den körperlichen Schmerz zu konzentrieren.

Sarno glaubte, der Schmerz entstehe dadurch, dass das Gehirn den Blutfluss – und damit den Sauerstoff – zu den Muskeln und Nerven des Rückens unkontrolliert verringert.

In meiner Arbeit habe ich viele Klienten erlebt, die alle möglichen Behandlungen vergeblich versucht hatten, bevor sie mit der Atemarbeit Erfolg hatten. Gelegentlich konnte ich ein sofortiges und dauerhaftes Nachlassen der Symptome bei Klienten miterleben.

Auf Seite 234ff. erfährst du mehr über die Integrative Atemarbeit, eine Methode, die in solchen Fällen hilfreich sein kann.

5

DIE WELT DER ATEMTECHNIKEN

Nachdem wir Methoden behandelt haben, die für jeden nützlich sind, widmet sich der Rest des Buches der Bereitstellung von Techniken für bestimmte Situationen in deinem Leben. Vielleicht sind im Moment nicht alle für dich relevant, aber behalte dieses Buch im Hinterkopf, da du nie weißt, welche Techniken du in Zukunft möglicherweise gebrauchen kannst. Das letzte Kapitel habe ich in fünf Abschnitte unterteilt:

Psychische Gesundheit – Wut und Frustration, aggressives Fahrverhalten, Nervosität, Angst- und Panikattacken, Lampenfieber, Visualisierung, Entscheidungsfindung, Kreativität, Fokus und Konzentration, Meditation

Sportliche Leistung – Vorteile der Nasenatmung, Höhentraining, Erholung nach dem Training

Körperliche Gesundheit – besserer Sex, Raucherentwöhnung, Kopfschmerzen und Migräne, Asthma, Bluthochdruck, Schmerzen, Kater, Übelkeit und Reisekrankheit

Die Wim Hof Methode – Autoimmunerkrankungen, Endometriose, chronische Schmerzen und Müdigkeit, Reizdarm, Höhenkrankheit

Integrative Atemarbeit – die außergewöhnliche Heilkraft des Atems

PSYCHISCHE GESUNDHEIT

WUT UND FRUSTRATION

Hast du dich jemals gefragt, warum du seufzt? Normalerweise machst du es nicht mit Absicht, es passiert einfach.

Forscher der Katholischen Universität Leuven in Flandern vermuten, das Seufzen wirke wie ein körperliches, geistiges und emotionales Reset. In einer Studie beobachteten die Forscher 20 Minuten lang die Atemmuster der Teilnehmer, während sie ruhig dasaßen. Sie stellten dabei fest, dass ihr Atemverhalten, wie zum Beispiel Volumen und Geschwindigkeit, vor und nach dem Seufzen unterschiedlich waren.[9] Wenn dein Atemmuster über einen längeren Zeitraum konstant und unverändert bleibt (beispielsweise schnell und flach bei Stress oder Angst ist), wird die Lunge starrer, was zu einem ineffizienten Gasaustausch führt.

Das Seufzen ist eine Unterbrechung deines andauernden Atemmusters, um dein Atmungssystem wieder in Gang zu bringen. Ein Seufzer wird definiert als ein Einatmen, das doppelt so intensiv ist wie normal. Es dehnt die Alveolen (Lungenbläschen), und du verspürst ein Gefühl der Beruhigung und Erleichterung. Daher der allgemeine Ausdruck »ein Seufzer der Erleichterung«.

Der Atemexperte Dan Brulé, Autor des Buches *Just Breathe*, war der Erste, der mich auf die Idee brachte, den »Seufzer der Erleichterung« willentlich einzusetzen. Wenn wir bereits einen natürlichen Reflex in unseren Körper eingebaut haben, durch den wir uns neu ausrichten können, warum nutzen wir ihn dann nicht mit Absicht?

- Beginne in einer sitzenden, stehenden oder liegenden Position.
- Atme langsam durch die Nase ein (AV von 9) und dehne dabei Bauch und Brust aus.
- Sobald du den höchsten Punkt des Einatmens erreicht hast, seufze ohne Pause durch den Mund aus (AV von 5). Dazu ist keine Anstrengung oder Kontrolle nötig. Die Einatmung, die tiefer als normal ist, bewirkt eine natürliche Ausatmung, die mit Genuss aus dir entweicht, sobald du die Atemmuskeln entspannst und den Mund öffnest. Lasse den Atem einfach los, lasse ihn aus dir herausströmen.
- Nutze diese Gelegenheit, um auch andere Dinge loszulassen. Löse deine Muskeln, löse deine Gelenkblockaden, lasse deine Sorgen oder schweren Gedanken los.
- Wiederhole die Übung zehn Mal oder so oft wie nötig.

Experimentiere mit verschiedenen Geräuschen beim Ausatmen

Beim Ausatmen kannst du durch unterschiedliche Mundstellungen probieren, welche Laute dir am meisten Spaß machen. Zum Beispiel fühlt sich ein »Haaa«-Seufzer anders als ein »Puhhh«-Seufzer an und dieser wieder anders als ein »Schhhh«-Seufzer.

AGGRESSIVES FAHRVERHALTEN

Im Auto kann man Dinge tun, die in der Öffentlichkeit nicht angebracht sind, wie beispielsweise laute Geräusche machen!

Bei dieser Technik machst du ein Ahhh-Geräusch beim Ausatmen. In vielen alten Traditionen gibt es Gesänge und Chants, wie im tibetischen Buddhismus, im Hinduismus, im Sufismus und in der indianischen Tradition. Neueste Forschungsergebnisse zeigen, wie sie sich positiv auf das Gehirn auswirken. Eine im *International Journal of Yoga* veröffentlichte Studie fand heraus, dass das Chanten die Aktivität der Bereiche des Gehirns reduziert, die für die Emotionen und die Steuerung von Stressreaktionen verantwortlich sind.[10] Letzten Endes fühlt es sich immer gut an, wenn man seinem Ärger und seiner Frustration Luft verschaffen kann.

- Atme durch die Nase ein, während du bis vier zählst (AV von 9).
- Atme durch den Mund aus und lasse dabei so lange wie möglich laut ein »AAHHH« ertönen.
- Presse so viel Luft wie möglich aus dir heraus, ohne die Kehle zu überanstrengen.
- Wiederhole diese Übung fünf Mal.

- Wenn sich ein »AAHHH« lieber in einen anderen Ton verwandeln will, beispielsweise in ein »EEHHH« oder ein »OMMM«, dann lass es geschehen!
- Wenn du mit der Übung fertig bist, mache ein paar Seufzer der Erleichterung (Seite 164), entspanne dich und atme langsam durch die Nase weiter.

Hinweis: Bitte konzentriere dich weiterhin auf den Straßenverkehr, wenn du diese Technik im Auto anwendest!

NERVOSITÄT

Hier ist eine Technik, die von den US-Navy Seals zur Beruhigung der Nerven angewendet wird, bevor sie in den Kampf ziehen. Wenn diese Technik für die Seals gut genug ist, bevor sie in eine Situation kommen, in der es um Leben und Tod geht, dann ist sie auch gut genug für mich! Diese Atmung beruhigt durch ihr ausgewogenes Schema nicht nur dein Nervensystem, sondern vermittelt dir auch das Gefühl, die Kontrolle zu behalten.

Es ist die Boxatmung (*Box Breathing*). Der Atem wird in vier gleiche Teile unterteilt, wie die Seiten eines Quadrats. Die Länge eines jeden Teils sollte beim Atmen so sein, dass es für dich angenehm ist.

- Die Übung kann im Sitzen, im Stehen oder im Liegen ausgeführt werden.
- Atme durch die Nase aus (AV von 5).
- Atme durch die Nase langsam fünf Sekunden lang ein (AV von 8). Denke an deine Zwerchfellatmung!
- Halte den Atem fünf Sekunden lang an.
- Nutze das Anhalten als Gelegenheit, um Verspannungen im Körper festzustellen und zu lösen.
- Atme langsam fünf Sekunden durch die Nase aus (AV von 3).

- Halte den Atem fünf Sekunden lang an.
- Konzentriere dich dabei wieder auf das Lösen von Verspannungen im Körper.
- Wiederhole dieses Muster Einatmen – Pause – Ausatmen – Pause für mindestens drei Minuten oder bis du das Gefühl hast, vollständig zur Ruhe gekommen zu sein.

Mit der Zeit wird dieses Atemmuster zu einem Anker für Entspannung, sodass du es vielleicht nur ein oder zwei Mal machen musst, um die Nerven zu beruhigen. Es ist gut, mit jeweils vier oder fünf Sekunden zu beginnen, du kannst die Atemlänge sowie die Pausen jedoch jederzeit steigern.

ANGST- UND PANIKATTACKEN

Bei Klienten, die an Angst- oder Panikattacken leiden, mache ich kleine Atemrituale, die sie anschließend selbst durchführen können, wenn sich eine Panikattacke anbahnt oder sie bereits mittendrin stecken.

Obwohl jedes Ritual auf den Einzelnen zugeschnitten ist, gibt es eine Übung, die meiner Meinung nach bei vielen Menschen sehr gut funktioniert. Während die Atmung das Nervensystem beruhigt, erzeugt das aufmerksame Aneinanderreiben der Hände nachweislich Deltawellen im Gehirn, die wiederum hilfreiche chemische Kettenreaktionen in der Amygdala, dem Angstzentrum des Gehirns, auslösen.

› Zunächst musst du die Kontrolle über deine Atmung gewinnen und versuchen, sie zu verlangsamen. Lege eine Hand auf den Bauch, um sicherzustellen, dass du mit dem Zwerchfell atmest. Überprüfe, ob deine Schultern und dein Nacken entspannt und gelöst sind.

- Atme drei Sekunden lang durch die Nase ein (AV von 8) und drei Sekunden aus (AV von 3).
- Wiederhole dies.
- Atme vier Sekunden lang durch die Nase ein (AV von 8) und vier Sekunden lang aus (AV von 3).

- Wiederhole dies.
- Atme fünf Sekunden lang durch die Nase ein (AV von 8) und fünf Sekunden lang aus (AV von 3).

› Mache nun einen tiefen Seufzer der Erleichterung (Seite 164).

› Nach dem Ausatmen durch den Seufzer pausiere in diesem Zustand für etwa zehn Sekunden. Achte auf die Stille, die in der Pause zwischen zwei Atemzügen entsteht, in dem Wissen, dass sich der nächste Atemzug bereits anbahnt.

› Während du den Atem anhältst, wiederhole folgenden Satz im Geist: »Ich spüre, wie sich mein Körper auf die Bewegung des Einatmens vorbereitet. Es ist eine natürliche Reaktion der Selbstliebe und des Schutzes. Es ist gleich geschafft.«

› Jetzt erlaube dir wieder einen tiefen Seufzer der Erleichterung.

› Beginne mit der doppelt ruhigen Atmung (Seite 145).

› Nach einigen Zyklen dieser ruhigen Atmung mache in dem Rhythmus weiter und reibe dabei die Handflächen aneinander, bis du die entstehende Wärme zwischen den Händen spürst.

› Mache diese kombinierte Übung aus Atmen und Händereiben mindestens drei Minuten lang weiter oder so lange du möchtest.

Fühle dich frei, das Ritual mit jeder anderen hier vorgestellten Technik zu optimieren. Oder denke dir ein eigenes Ritual aus.

LEISTUNGSANGST/LAMPENFIEBER/REDEANGST

Ob du nun ein Olympiasportler bist, der vor seinem Auftritt in einem großen Stadion steht, oder ein Student kurz vor einer wichtigen Prüfung, Leistungsangst kann sehr lähmend sein.

Für solche Situationen möchte ich ein paar zusätzliche Schritte vor der bereits erwähnten Boxatmung (Seite 168) hinzufügen, um insgesamt eine intensive Übung zu schaffen, die dich aus den lähmenden Zuständen der Nervosität herausführt. Diese Übung nenne ich »Herunterschalten«. Sie fokussiert sich auf folgende drei Punkte: 1. Innehalten und Konzentration auf die Entspannung des Körpers, 2. Ausgleichen der Blutgaswerte, da du mit ziemlicher Sicherheit hyperventiliert hast, und 3. die weitere Beruhigung des Nervensystems.

- Beginne in einer bequemen stehenden oder sitzenden Position.
- Mache sieben Seufzer der Erleichterung (Seite 164). Bei jeder Ausatmung konzentriere dich auf einen einzelnen Körperteil und arbeite dich von oben nach unten durch. Beginne mit:
  - ○ 1. Ausatmung – Stirn
  - ○ 2. Ausatmung – Augenbrauen

- 3. Ausatmung – Augen
- 4. Ausatmung – Wangen
- 5. Ausatmung – Mund
- 6. Ausatmung – Kiefer
- 7. Ausatmung – Nacken

› Halte den Atem nach der 7. Ausatmung an. Es geht dabei nicht darum, ihn so lange wie möglich anzuhalten. Halte ihn nur so lange an, wie es sich angenehm anfühlt.

› Wiederhole während des Luftanhaltens im Geiste folgenden Satz: »Ich spüre, wie sich mein Körper auf die Bewegung des Einatmens vorbereitet. Ich bin bereit.«

› Mache fünf Seufzer der Erleichterung. Bei jeder Ausatmung konzentriere dich auf die Entspannung eines einzelnen Körperteils. Gehe den ganzen Körper durch:

- 1. Ausatmung – Schultern
- 2. Ausatmung – Arme
- 3. Ausatmung – Hände
- 4. Ausatmung – Brust und oberer Rücken
- 5. Ausatmung – Bauchmuskeln und unterer Rücken

› Nach der fünften Ausatmung halte den Atem wieder so lange an, wie es sich angenehm anfühlt. Wiederhole dabei den obigen Satz.

- Mache drei Seufzer der Erleichterung. Bei jeder Ausatmung konzentriere dich auf die Entspannung eines Körperteils. Gehe den ganzen Körper durch:
  - 1. Ausatmung – Oberschenkel
  - 2. Ausatmung – Waden
  - 3. Ausatmung – Füße und Zehen
- Nach der dritten Ausatmung halte den Atem wieder so lange an, wie es angenehm ist. Wiederhole dabei den obigen Satz.

Fange nun mit der Boxatmung (Seite 168) an und praktiziere sie so lange, wie sie sich gut anfühlt.

Melanie war eine aufstrebende junge Opernsängerin, die die letzten Jahre ihrer musikalischen Ausbildung an einer Musikhochschule absolvierte. Obwohl sie mit einer unglaublichen Stimme gesegnet war, war ihr größtes Problem bei Auftritten ihre unkontrollierbare Nervosität. Sie geriet dadurch außer Atem, und ihre Kehle verspannte sich. Sie war nicht mehr in der Lage, ihren kompletten Stimmumfang mit Leichtigkeit einzusetzen. Allein dieses

Wissen machte sie noch ängstlicher und angespannter. In unserer ersten Sitzung zeigte ich ihr die Übung des Herunterschaltens. Sie machte die Übung eine Woche jeden Tag fünf Minuten lang, sodass ihr die Abfolge leichtfiel und sie nicht mehr darüber nachdenken musste. Vor ihrem nächsten Konzertexamen begann sie fünf Minuten vor der Prüfung mit dem Herunterschalten. Sie fühlte sich ruhig und war gut im Fluss, während sie ihr Stück perfekt aufführte und auch die höchsten Töne mit Leichtigkeit erreichte.

VISUALISIERUNG

Ganz gleich, ob du Sportler, Musiker oder Künstler jeglicher Art bist, erweist sich das Visualisieren eines erfolgreichen Auftritts, bevor er tatsächlich stattfindet, als wirksames Werkzeug zur Verbesserung der Leistung.

Studien haben gezeigt, dass das langsame Einatmen durch die Nase eine Wirkung auf die Gefühls- und Gedächtniszentren des Gehirns hat, was zu einem besseren Gedächtnis und Erinnerungsvermögen führt.[11] Verbinde dieses Einatmen mit einem langsamen Ausatmen, um dich in den Ruhe- und Entspannungsmodus zu versetzen (der optimale Zustand zum Lernen), und du verfügst über ein leistungsfähiges Gespann für deine Visualisierungspraxis.

› Beginne sitzend, stehend oder liegend in einer bequemen Position.
› Atme langsam fünf Sekunden lang durch die Nase ein (AV von 8).
› Während du einatmest, visualisiere die Schritte, Bewegungen oder Situationen, die du ausführen musst.
› Atme langsam auf fünf durch die Nase aus (AV von 3).
› Während du ausatmest, entspanne deinen Geist und konzentriere dich nur auf deinen Atem.

- Wiederhole dieses Muster von Ein- und Ausatmung bis zum Ende deines visualisierten Auftritts.
- Wenn du damit fertig bist, mache drei Seufzer der Erleichterung (Seite 164). Mit jedem Seufzen spüre Zufriedenheit, Freude und Erfüllung darüber, dass du einen erfolgreichen Auftritt hingelegt hast. Genieße diesen Moment – du hast es geschafft!

ENTSCHEIDUNGSFINDUNG

Du kannst es Intuition, Unterbewusstsein oder Bauchgefühl nennen. Ich bin jedenfalls davon überzeugt, dass der Körper eine angeborene Weisheit in sich trägt, die die Wahrheit kennt und weiß, was das Beste für dich ist. Viele von uns haben sich von dieser Weisheit entfernt. Es gibt etliche Therapieformen – wie beispielsweise die Kinesiologie, die somatische Tests und Signale verwendet –, um Zugang zu dieser Körperweisheit zu finden. Das erreicht man sogar mit dem eigenen Atem!

Diese Technik bietet dir ein Werkzeug, mit dem du an die innere Weisheit herankommst und leichter Entscheidungen für deinen Tag und für dein Leben treffen kannst. Wenn du eine Frage hast oder vor einer Entscheidung stehst, verwende deinen Atem, um diese Weisheit anzuzapfen. Vielleicht kann er dir eine Orientierung geben.

Um dein Bewusstsein für deinen Atem und die damit hervorgerufenen Gefühle zu sensibilisieren, ist folgende Übung gut.

Die »Ja-Atmung« spüren:

- Mache zunächst ein paar langsame kohärente Atemzüge (Seite 142), um deine Aufmerksamkeit auf den Atem zu lenken.
- Atme durch die Nase aus (nur bis zu einem AV von 5). Dies ist wichtig, da du noch genügend Luft benötigst, um einen Satz laut auszusprechen.
- Sage jetzt laut eine offensichtlich wahre Aussage (zum Beispiel: »Mein Name ist Richie.«).
- Atme nun wieder durch die Nase ein (AV von 8) und beobachte einfach, wie sich diese Atmung anfühlt.
- Seufze entspannt durch den Mund, während du wieder ausatmest (AV von 5).
- Dies ist der erste Atemzyklus. Atme einen Moment lang normal weiter und spüre nach, wie du dich gerade gefühlt hast.

Die »Nein-Atmung« spüren:

- Wenn du bereit bist, atme durch die Nase aus (AV von 5).
- Sprich jetzt laut eine offensichtlich falsche Aussage aus (zum Beispiel: »Mein Name ist John.«).
- Atme wieder durch die Nase ein (AV von 8) und beobachte einfach, wie sich diese Atmung anfühlt.
- Seufze entspannt durch den Mund, während du wieder ausatmest (AV von 5).

Spürst du den Unterschied in der Atmung? Bei der Atmung nach der falschen Aussage hast du möglicherweise ein wenig Enge in der Kehle oder mehr Widerstand beim Atmen gespürt. Oder du hast die Schultern hochgezogen oder deinen Kiefer zusammengepresst.

Probiere verschiedene Wahr- oder Falsch-Aussagen aus, damit du die Ja-/Nein-Atmung unterscheiden lernst. Es erfordert ein wenig Übung, aber es ist sehr nützlich, wenn du erst einmal den Dreh heraushast.

Sobald du einen Unterschied erkennst, kannst du die Ja-/Nein-Atmung für Entscheidungen nutzen.

› Als Erstes überlege dir eine positiv formulierte Aussage, sprich sie dann laut aus und nimm einen Atemzug, um festzustellen, ob er damit übereinstimmt. Wichtig dabei ist es, die Aussage positiv zu formulieren (zum Beispiel »Ich bin«, »Ich werde«) anstatt negativ (»Ich bin nicht«, »Ich sollte nicht«). Hier ein paar Beispiele für Aussagen:
  - »Ich werde mit dieser Person eine Geschäftspartnerschaft eingehen.«
  - »Ich werde diesen Universitätskurs belegen.«
  - »Ich bin in einer glücklichen und gesunden Beziehung.«

KREATIVITÄT

Kreativ sein bedeutet, eine Pause vom gewohnten, automatischen Denken zu machen, um neue und unkonventionelle Ideen zu entwickeln. Mit anderen Worten: Das menschliche Gehirn muss die offensichtlichsten und gängigsten Vorstellungen übergehen, damit neue und kreative Ideen entstehen können. Neuere Forschungen haben gezeigt, dass dieser Prozess am besten funktioniert, wenn das Gehirn höhere Alpha-Wellen produziert, besonders in der rechten Gehirnhälfte (verantwortlich für Vorstellungskraft, Kreativität, Erkenntnis, visuell-räumliche Leistungen und Musik).[12]

Für diese Technik werden wir entweder die energetisierende Kaninchen-Atmung (Seite 139) oder die Feueratmung (Seite 137) einsetzen, um mehr Energie und Wachsamkeit zu erzeugen, kombiniert mit der vermutlich meistverbreiteten Pranayama-Übung, der Wechselatmung (Nadi Shodhana). Es ist allgemein bekannt, dass Hillary Clinton während ihres Präsidentschaftswahlkampfs 2016 die Wechselatmung anwandte. In den alten Schriften des Yoga heißt es, dass die Wechselatmung (der Wechsel zwischen den Nasenlöchern) beide Gehirnhemisphären ausgleicht, während die langsame Natur des Atems das Nervensystem beruhigt und die Gehirnwellen von einem höheren, aktiveren Zustand (Beta-Wellen) in einen entspannten, fließenden Zustand (Alpha-Wellen) versetzt.

- Beginne in einer aufrecht sitzenden Position.
- Praktiziere zunächst 40 bis 60 Sekunden lang die energetisierende Kaninchen-Atmung (Seite 139) oder die Feueratmung (Seite 137).
- Lege die linke Handfläche auf das linke Knie und führe die rechte Hand zur Nase.
- Lege Zeige- und Mittelfinger auf die Stirn zwischen deine Augenbrauen.
- Lege den rechten Daumen locker auf das rechte Nasenloch und den Ring- und kleinen Finger auf das linke Nasenloch.
- Schließe die Augen.
- Verschließe das rechte Nasenloch mit dem rechten Daumen.
- Atme vier bis fünf Sekunden lang (AV von 3) durch das linke Nasenloch aus.
- Halte das rechte Nasenloch weiterhin geschlossen und atme durch das linke Nasenloch vier bis fünf Sekunden lang ein (AV von 8); schließe es dann mit dem Ring- und kleinen Finger.
- Lasse den rechten Daumen los, um das rechte Nasenloch zu öffnen.

- Atme durch das rechte Nasenloch vier bis fünf Sekunden lang (AV von 3) aus.
- Atme nun wieder durch das rechte Nasenloch vier bis fünf Sekunden lang (AV von 8) ein, schließe es dann mit dem Daumen.
- Lasse den Ring- und kleinen Finger los, um das linke Nasenloch zu öffnen, und atme vier bis fünf Sekunden lang (AV von 3) aus.
- Wiederhole fünf bis zehn dieser Zyklen – ein voller Zyklus besteht aus dem Ein- und Ausatmen durch jeweils das linke und das rechte Nasenloch.

FOKUS UND KONZENTRATION

In einer Welt, in der unsere Aufmerksamkeit ständig in alle Richtungen gezerrt wird, bist du vielleicht aus der Übung und kannst dich nicht so leicht auf nur eine Sache konzentrieren. Wenn du dich jedoch richtig fokussierst, dann spürst du, wie vertieft du in etwas bist. In diesem Zustand fallen dir schnell Lösungsmöglichkeiten ein, die einfach in dir auftauchen. Du bist nicht gestresst, aber auch nicht zu entspannt, sondern schlicht mit all deiner Aufmerksamkeit auf etwas fixiert.

Wenn man die Gehirnwellenaktivität in diesem Zustand messen würde, würden höchstwahrscheinlich die niedrigen bis mittleren Beta-Wellen in allen Bereichen des Gehirns vorherrschen. Du stehst nicht unter Stress (durch hohe Beta-Wellen gekennzeichnet), noch bist du mit Tagträumen beschäftigt (durch Alpha-Wellen gekennzeichnet). Eine von Dr. Siegfried und Dr. Susan Othmer durchgeführte Studie zeigte, dass Methoden, die Beta-Wellen verstärken (im Bereich von 15 bis 18 Hertz), bei mit ADHS diagnostizierten Teilnehmern zu einer durchschnittlichen Erhöhung der IQ-Testergebnisse um 23 Punkte führten.[13]

Die folgende Technik zielt darauf ab, ein solches Gleichgewicht zwischen dem Gefühl von erhöhter Energie und Entspannung herzustellen. Wir kombinieren deine bevorzugte Energetisierungstechnik (entweder die Kaninchen-Atmung auf Seite 139 oder die Feueratmung auf Seite 137), um mehr Energie und Wachsamkeit zu erzeugen, gefolgt von der kohärenten Atmung (Seite 142), um die Energie zu erden und das Nervensystem auszugleichen.

- Beginne in einer sitzenden Position.
- Mache zunächst 40 bis 60 Sekunden lang die Kaninchen-Atmung (Seite 139) oder die Feueratmung (Seite 137).
- Entspanne anschließend deinen Atem und nimm dir ein paar Sekunden Zeit, um deine Gefühle oder Empfindungen im Körper wahrzunehmen.
- Beginne mit der kohärenten Atmung (Seite 142) für drei Minuten oder auch länger, wenn dir danach ist.

MEDITATION

Bei der Arbeit mit dem Atem habe ich unter anderem festgestellt, dass eine stimulierende und aktivierende Atemtechnik, die vor einer entspannenden und beruhigenden Übung ausgeführt wird, tatsächlich die Wirksamkeit der letzteren verstärkt. Dieses Phänomen können wir uns für die Meditationspraxis zunutze machen.

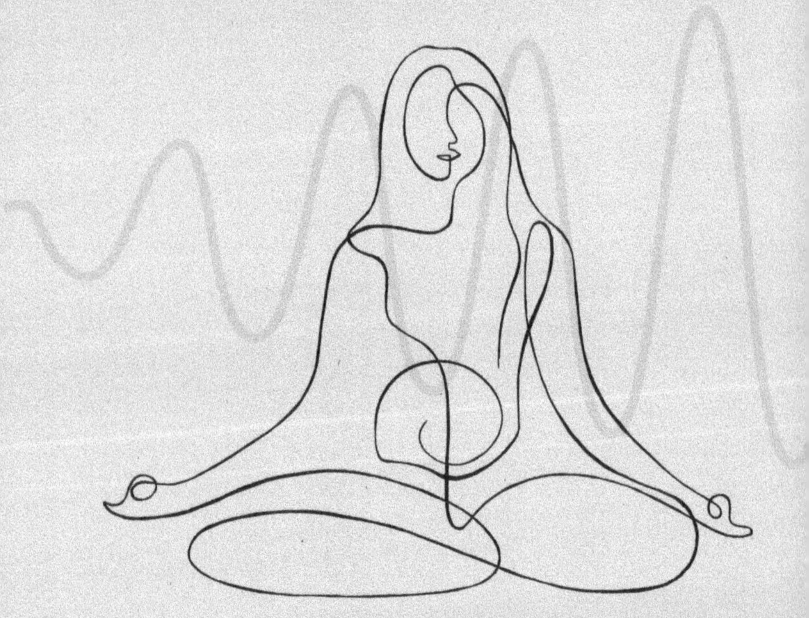

Die folgende Übung sollte vor der Meditation ausgeführt werden. Sie versetzt dich mühelos in einen sehr ruhigen Zustand und erleichtert dir somit einen schnellen Einstieg in deine Meditationspraxis. Auf diese Weise brauchst du die ersten fünf bis zehn Minuten nicht damit zu verbringen, in einen meditativen Zustand zu kommen.

- Beginne in einer sitzenden Position.
- Atme zwei Sekunden lang durch den Mund ein (AV von 8); die Lippen sollen dabei nicht gespitzt werden, der Kiefer bleibt entspannt, der Mund leicht geöffnet – mit mindestens einem fingerbreiten Abstand zwischen deinen Zähnen.
- Atme eine Sekunde lang durch den Mund aus (AV von 5), ganz ohne Kraft oder Kontrolle (es sollte sich so anfühlen, als strömte die Ausatmung aus dir heraus – du forcierst nichts, du lässt sie einfach geschehen).
- Wiederhole dieses Muster zwei Minuten lang.

Hinweis: Wenn dir dabei schwindelig wird, du dich benommen fühlst oder ein Kribbeln in Händen, Füßen oder Gesicht spürst, dann ist das eine völlig normale Reaktion, denn deine Physiologie beginnt sich zu verändern. Sollte es dir zu unangenehm sein, brich die Übung ab. Wenn du jedoch lernst, dich in diese Übung hinein zu entspannen und die Empfindungen sogar zu genießen, wirst du die Vorteile entdecken und spüren.

- Wechsle nun zur Atmung durch die Nase – praktiziere für drei Minuten entweder das Atembewusstsein (Seite 131f.) oder die kohärente Atmung (Seite 142).
- Fahre mit deiner gewohnten Meditationspraxis fort. Wenn du keine hast, übe dich weiterhin im Atembewusstsein, da es zur grundlegenden Technik vieler Meditationsmethoden gehört.

SPORTLICHE LEISTUNG

DIE VORTEILE DER NASENATMUNG

Wir haben bereits über die allgemeinen gesundheitlichen Vorteile der Nasenatmung gesprochen, aber wusstest du, dass die Nasenatmung während des Trainings auch deine sportliche Leistung verbessern kann?

Erinnere dich an das letzte Mal, als du trainiert hast, ob es nun beim Laufen, Radfahren, Rudern, CrossFit, Boxen oder Tennisspielen war. Hast du dabei durch die Nase oder den Mund geatmet?

Wenn die Anforderungen an unseren Stoffwechsel steigen, ist es vollkommen natürlich, schneller und normalerweise durch den Mund zu atmen. Es ist nichts dagegen einzuwenden, kurzzeitig durch den Mund zu atmen, wenn der Stoffwechsel dies erfordert. Allerdings werden heutzutage neue Trainingsprotokolle entwickelt, um die aerobe Kapazität – also das maximale Sauerstoffaufnahmevermögen pro Zeiteinheit – aufzubauen, indem versucht wird, die Mundatmung so lange zu vermeiden, wie es angenehm ist, und mit der Nasenatmung weiterzumachen.

DAS WISSEN ÜBER STICKSTOFFMONOXID

Stickstoffmonoxid (NO), das man einst für ein giftiges Gas hielt, wurde 1992 von der angesehenen Zeitschrift *Science* zum »Molekül des Jahres« erklärt. Unser Körper produziert Stickstoffmonoxid auf natürliche Weise, hauptsächlich in der inneren Schicht der Blutgefäße und in unserer Nasenhöhle. Stickstoffmonoxid wirkt als wichtiges Signalmolekül, das Signale an die Zellen im Herz-Kreislauf-, Nerven- und Immunsystem überträgt.

Es gibt zahlreiche Forschungsarbeiten über Stickstoffmonoxid und seine Rolle im menschlichen Körper und seit Kurzem auch über seine Mitwirkung an der Optimierung sportlicher Leistungsfähigkeit. Viele Nahrungsergänzungsmittel für den Sport enthalten Inhaltsstoffe, die die Produktion von Stickstoffmonoxid steigern sollen, wie zum Beispiel Nitrat oder die Aminosäuren L-Citrullin und L-Arginin. Bei der Nasenatmung wird Stickstoffmonoxid in den Atemwegen der Nase freigesetzt und durch die unteren Atemwege und die Lunge transportiert.

Aus kardiovaskulärer Sicht ist Stickstoffmonoxid ein Vasodilatator, das heißt, es unterstützt die Erweiterung der Blutgefäße und erhöht die Zufuhr von Blut und Sauerstoff zu den durch das Training aktivierten Muskeln. Dadurch wird die Leistungsfähigkeit verbessert. Stickstoffmonoxid trägt zur Öffnung der Atemwege bei, indem es deren glatte Muskelschicht erweitert und so einen effektiven Sauerstofftransport zu und von der Lunge während des Trainings ermöglicht.

Zum Ausprobieren

Wenn du das nächste Mal joggen oder wandern gehst, achte einmal darauf, ob du nur durch die Nase atmen kannst. Wenn du außer Atem gerätst, wechsle nicht automatisch zur Mundatmung, sondern verlangsame dein Tempo oder die Intensität deines Trainings und atme tiefer durch die Nase, bis du eine Verschnaufpause brauchst. Du musst vielleicht deine sportliche Leistung zurückschrauben, um sie deiner Atmung anzupassen. Das mag anfangs frustrierend sein, aber nach einigen Wochen dieses Trainings wird sich dein Körper darauf einstellen. Du wirst von den Vorteilen der Nasenatmung profitieren.

HÖHENTRAINING IM EIGENEN GARTEN SIMULIEREN

Im Jahr 2019 ging der Nobelpreis für Medizin an drei Wissenschaftler. Sie hatten die Reaktion des Körpers bei Veränderungen im Sauerstoffgehalt und das Verhalten von Zellen erforscht, die sinkende Sauerstoffwerte bemerken und darauf mit der Bildung neuer Blutkörperchen reagieren.

Wenn der Sauerstoff knapp wird, bilden fast alle Zellen im Körper einen Eiweißkomplex namens Hypoxie-induzierter Faktor (HIF). Dieser Anstieg von HIF in den Zellen führt zu einer Reihe von Effekten, einschließlich einer erhöhten Aktivität eines Gens, aus der die Produktion von Erythropoetin (EPO) resultiert. Dies ist ein Hormon, das die Bildung von sauerstofftransportierenden roten Blutkörperchen fördert.

Sportler praktizieren verschiedene Arten des Trainings in großer Höhe, um ihren Körper auf die Unterversorgung mit Sauerstoff einzustellen und die Anzahl der roten Blutkörperchen zu erhöhen. Dadurch haben sie beim Wettkampf in niedrigeren Höhen immer noch eine höhere Konzentration an roten Blutkörperchen, was ihnen einen Wettbewerbsvorteil verschafft.

Aber nicht jeder hat Zugang zu einem Berg oder einer Druckkammer, die den Luftdruck kontrollieren und verschiedene Höhen simulieren kann.

Gibt es also wirklich eine Möglichkeit, dieses Training in deiner eigenen Umgebung zu simulieren? Die Oxygen Advantage®-Technik von Patrick McKeown hat Sportlern dabei geholfen, ihre Leistungsfähigkeit, ihr tägliches Wohlbefinden und ihre Gesundheit zu verbessern.

Patrick McKeown gilt als einer der weltweit führenden Experten im Neuerlernen des Atmens und hat bereits Tausende von Menschen überall auf der Welt in seiner Technik geschult. Er lehrt eine neue Art zu atmen in Verbindung mit speziellen Übungen, wie zum Beispiel dem Atemanhalten – auch bekannt als Hypoxietraining –, um die Blutchemie und die sportliche Leistung zu optimieren.

Das Atemanhalten beim Gehen ist eine der grundlegenden Übungen des Hypoxietrainings, die Patrick seinen Schülern beibringt. Sie kann bis zum Laufen oder Joggen langsam gesteigert werden, allerdings wirklich langsam und am besten unter Anleitung eines qualifizierten Experten.

Sicherheitshinweis

Übungen, bei denen der Atem lange angehalten wird, sollten nicht während der Schwangerschaft oder bei einer der folgenden Erkrankungen durchgeführt werden:

› Epilepsie
› unkontrollierte Blutdruckwerte
› Sichelzellenanämie
› schwere Herzprobleme in den vergangenen sechs Monaten

Wenn du dir nicht sicher bist, ob diese Übungen für dich geeignet sind, konsultiere bitte deinen Arzt.

› Bei dieser Übung hältst du beim Gehen den Atem an.
› Wenn du die Übung zum ersten Mal machst, ist ein vorsichtiges Herantasten wichtig, ohne zu übertreiben. Höre auf deinen Körper!
› Fange in normalem Tempo an zu gehen.
› Nach einer Minute atme sanft aus und halte dir die Nase zu, um den Atem anzuhalten.

- Wenn es dir unangenehm ist, die Nase in der Öffentlichkeit zuzuhalten, dann halte den Atem an, ohne die Nase zuzudrücken.
- Gehe weiter mit angehaltenem Atem, bis du einen mittleren bis starken Lufthunger verspürst.
- Lasse nun deine Nase los und atme durch sie ein, während du weitergehst.
- Minimiere deine Atmung, indem du 15 Sekunden lang sehr kurze Atemzüge machst. Dann atme normal weiter.
- Gehe 30 Sekunden weiter.
- Wiederhole diesen Zyklus aus Atemanhalten und Gehen acht bis zehn Mal.
- Hinweis: Damit sich dein Körper an die niedrigere Sauerstoffkonzentration anpassen kann, ist es wichtig, den Atem während der ersten zwei bis drei Atemzüge so lange anzuhalten, bis du einen mittleren Hunger nach Luft verspürst. Anschließend steigerst du dich für die restlichen Atemzüge.
- Anfangs schaffst du vielleicht das Atemanhalten für 20 oder 30 Schritte, bevor du einen starken Lufthunger verspürst – oder sogar weniger, wenn du außer Atem bist oder an Asthma leidest. Mit der Zeit wirst du den Atem

durch die Wiederholungen sogar für 80 bis 100 Schritte anhalten können. Idealerweise wird sich deine Atmung innerhalb von drei oder vier Atemzügen wieder beruhigen und normalisieren. Obwohl diese Atemübung eine Herausforderung ist, sollte sie nicht anstrengend sein.

Für weitere Übungen und mehr Information über Patrick McKeown und die Oxygen Advantage®-Technik besuche die Website: https://oxygenadvantage.com/.

ERHOLUNG NACH DEM TRAINING

Du hast einen langen Arbeitstag gehabt und gehst noch trainieren. Abends gegen halb acht kommst du im Fitnessstudio an. Um halb neun bist du mit dem Training fertig und gehst nach Hause. Du isst zu Abend, schaust etwas Fernsehen, während du durch die Nachrichten aus den sozialen Netzwerken scrollst. Gegen elf Uhr haust du dich dann aufs Ohr. Kaum liegst du im Bett, fängst du an, dich eine Weile hin- und herzuwälzen, obwohl sich dein Körper müde anfühlt. Du bist einfach vollkommen wach und unruhig.

Dein Nervensystem ist nach dem Training immer noch aufgedreht, anstatt in den Entspannungsmodus herunterzufahren. Glücklicherweise können wir mithilfe unserer Atmung schnell einen Zustand der Entspannung erreichen. Wenn du diese Atemtechnik direkt nach dem Training anwendest, kann sich dein Körper erholen und gleich mit der Regeneration beginnen.

Nach deinem nächsten Training setze oder lege dich also nur ein paar Minuten hin, schließe die Augen und atme. Ob im Ruhebereich des Fitnessstudios, in deinem Wagen oder auf der Busfahrt nach Hause, dein Körper wird dir für diese Entspannung danken. Wähle einfach deine bevorzugte Entspannungsmethode aus Kapitel 4 und praktiziere die Atemübung für acht bis zehn Minuten.

KÖRPERLICHE GESUNDHEIT

BESSERER SEX

Falls du es noch nicht wissen solltest, die Sexualität ist keine intellektuelle Angelegenheit. Der Schlüssel liegt darin, mit deinem Partner vollständig präsent zu sein, um dieses intime Erleben voll und ganz zu genießen. Um beim Sex schneller in diese Präsenz zu kommen, ist die Atmung entscheidend. Es gibt einen Grund, warum der Atem bei vielen Sexualpraktiken, die in den alten Schriften wie zum Beispiel des Tantrismus und Taoismus erläutert werden, eine zentrale Rolle spielt.

Mit dem Atem kann man sein ganzes Bewusstsein in den Körper verlagern, sexuelle Energie erzeugen und in Bewegung bringen und den Lärm der Gedanken, die mit Bewertungen, Kritik, Zweifeln oder Ängsten beschäftigt sind, herunterdrehen. Wenn man darin geübt ist, verstärken und intensivieren sich die körperlichen Empfindungen, und man kann sich den bereichernden und wundervollen Erlebnissen, die die Sexualität zu bieten hat, viel mehr hingeben.

Die folgende Atemtechnik kann während des Liebesakts mit dem Partner angewendet werden. Übe sie jedoch zuerst selbst beim Masturbieren, damit du den Bogen raushast und sich diese Atmung natürlich und leicht anfühlt. Das Letzte, was du in der Sexualität mit deinem Partner erleben willst, ist, dich zu sehr auf den Atem konzentrieren zu müssen.

Diese Atemübung besteht aus zwei Teilen.

Teil 1 – das Feuer schüren

- Beginne in einer liegenden Position.
- Atme langsam durch Nase oder Mund ein (in der Regel zwischen vier und sechs Sekunden) und visualisiere, wie dein Atem bis hinunter in deine Genitalien strömt.
- Richte deine Aufmerksamkeit beim Ausatmen durch den Mund weiterhin auf deine Genitalien und nimm dabei jede Empfindung, Emotion oder auch jeden Gedanken wahr, der in diesem Bereich auftaucht.
- Das Ausatmen geschieht durch das Loslassen des Atems. Die Luft muss nicht mit Anstrengung hinausgedrückt werden, entspanne einfach deinen Körper.
- Halte den Atem in Bewegung, ohne eine Pause zwischen Ein- und Ausatmung.
- Wiederhole diese Atmung zehn Mal.

Teil 2 – das Lustrad

- Atme langsam durch Nase oder Mund ein (normalerweise zwischen vier und sechs Sekunden) und stelle dir dabei vor, wie du die Energie von deinen Genitalien über die Wirbelsäule bis zum Scheitelpunkt des Kopfes ziehst. Male dir aus, wie sich die Energie durch deinen Körper als Lustgefühl, Erregung oder einfach als ein gutes Gefühl bewegt.
- Während du durch den Mund ausatmest, stelle dir vor, wie die Energie die Wirbelsäule entlang wieder nach unten zu den Genitalien strömt.
- Mit jeder Ein- und Ausatmung erzeugst du eine Art verlängerte Schleife oder ein Rad, das bei den Genitalien beginnt und sich bis zum Scheitel erstreckt und wieder zu den Genitalien zurückkehrt.
- Halte den Atem in Bewegung, ohne eine Pause zwischen Ein- und Ausatmung zu machen.
- Achte weiterhin auf Gefühle und Empfindungen in deinem Körper. Wie intensiv sind diese? Kannst du irgendwelche aufsteigenden Emotionen oder Gedanken beobachten?
- Mache fünf bis zehn Minuten oder auch länger weiter, einfach weil es sich so gut anfühlt!

Du kannst diese Technik auch mit deinem Partner ausprobieren, *bevor* ihr intim werdet. Wundere dich jedoch nicht, wenn ihr bereits vor dem Ende dieser Übung übereinander herfallen wollt.

Atmet gemeinsam!

Das gemeinsame Atmen ist eine wunderbare Art und Weise, sich mit dem Partner tiefer zu verbinden. Wenn ihr das nächste Mal zusammen im Bett liegt, probiere die Löffelstellung aus und spüre dabei den Atem des Partners am eigenen Rücken. Synchronisiere den Atem mit dem Atemrhythmus deines Partners und beobachtet die Unterschiede in Geschwindigkeit und Länge der Atemzüge. Das geht auch, wenn man sich zueinander wendet und sich in die Augen schaut. Es eröffnet eine weitere tiefe Erfahrungsebene für beide.

Anne genoss bereits ein sehr erfülltes Sexualleben mit ihrem Mann, als sie mein geführtes Atemseminar besuchte, das ich in einem Meditationsstudio in London abhielt. Sie wollte etwas Neues ausprobieren und lernen, mehr Ruhe in ihr arbeitsintensives Leben zu bringen. Während des Seminars entwickelte sie durch den Atem mehr Bewusstsein für ihren Körper und fühlte sich plötzlich sehr mit ihm verbunden – das hatte sie so noch nie gespürt. Als sie das nächste Mal mit ihrem Mann schlief, war sie viel mehr im Einklang mit ihrem Körper und begann, neuartige Gefühle und Empfindungen wahrzunehmen, die sie in der Form nicht kannte – wie elektrische Ströme, die durch ihren ganzen Körper flossen: Das führte zu einem atemberaubenden Orgasmus, den sie so noch nie erlebt hatte.

RAUCHERENTWÖHNUNG

Für viele Raucher ist die Zigarette oder die Raucherpause die einzige Zeit, die sie sich gönnen, um nichts anderes zu tun, als bewusst zu atmen. Sie nehmen sich etwa fünf Minuten Zeit, um lange und tiefe Atemzüge zu machen. Vielleicht ist es tatsächlich nicht nur die Zigarette, durch die sie sich entspannt fühlen, sondern die Art und Weise, wie sie atmen.

Wenn du dich entschieden hast, mit dem Rauchen aufzuhören, dann mache die folgende Übung immer in dem Augenblick, in dem du den Drang nach einer Zigarette verspürst. Du wirst merken, dass du sie nicht brauchst.

- Beginne die Übung stehend oder sitzend.
- Atme durch die gespitzten Lippen ein, wie beim Zug an einer Zigarette – du kannst sogar zwei Finger an die Lippen führen.
- Normalerweise dauert dieses Einatmen zwischen drei und vier Sekunden. Konzentriere dich beim Einatmen vollkommen auf die Zwerchfellatmung und spüre, wie die Luft bis in den unteren Bereich der Lunge dringt.
- Atme durch den Mund auf dieselbe Weise aus wie beim Rauchen, vielleicht sogar etwas länger (zwischen vier und fünf Sekunden).

- Mache eine Pause von ein bis zwei Sekunden.
- Setze diesen Rhythmus fünf Minuten lang fort.
- Wenn du möchtest, stelle dir ein Ritual vor, wie du die Zigarettenpackung öffnest, eine Zigarette herausnimmst, sie anzündest und sie zwischen den Fingern hältst. Mit der Zeit wird diese Vorstellung nicht mehr nötig sein. Wenn sie dir jedoch am Anfang hilft, dann nur zu!

Eine Anmerkung zu Süchten

Bei Abhängigkeiten von anderen Substanzen, wie beispielsweise Alkohol oder Drogen, würde ich immer zusätzlich zur Anwendung integrativer Methoden der Atemarbeit (Seite 234) raten, nebst professioneller Hilfe.

KOPFSCHMERZEN UND MIGRÄNE

Diese Technik wird als Schmetterlingsatmung bezeichnet und mit großer Wirkung bei Kopfschmerzen und Migräne eingesetzt.

Es geht darum, auf verbundene Weise sanft durch die Nase ein- und auszuatmen. Wenn du den höchsten Punkt deiner Einatmung erreicht hast, gehe direkt ohne Pause in die Ausatmung über. Wenn du den tiefsten Punkt deiner Ausatmung erreicht hast, gehe direkt wieder ohne Pause in die Einatmung über. Die Atemzüge sind dabei klein, und die Ausatmung ist entspannt.

- Atme durch die Nase ein (AV von 6-7).
- Atme ohne Pause durch die Nase aus (AV von 5).
- Setze diesen Atemrhythmus ohne Pause zwischen Ein- und Ausatmen fort.
- Während du atmest, untersuche deinen Körper auf Verspannungen hin (Muskeln, Gelenke). Konzentriere dich beim Einatmen darauf, in diese Bereiche zu atmen, und beim Ausatmen, die betreffenden Muskeln oder Gelenke zu entspannen und zu lockern.
- Nachdem du deinen ganzen Körper durchgegangen bist, denke an einen besonderen Moment in deinem Leben,

an einen Menschen oder an eine Sache, die in dir Liebe, Freude, Wärme, Dankbarkeit oder einfach nur ein wunderschönes Gefühl erweckt. Halte deinen Atemrhythmus konstant.

› Gib diesem Gefühl eine Farbe – welche auch immer dir spontan in den Sinn kommt.
› Beim nächsten Einatmen schicke den Atem ins Zentrum des Schmerzes in deinem Kopf und fülle diesen Bereich mit der gewählten Farbe aus.
› Beim Ausatmen entspanne dich und löse jegliche Spannungen (du kannst auch visualisieren, wie du die Spannung in deinem Kopf löst).
› Wiederhole diese Atemzüge und fülle deinen Kopf mit der angenehmen Farbe beim Einatmen; beim Ausatmen entspanne dich und lasse den Schmerz oder die Verspannung los. Mache diese Übung zehn Minuten lang oder so lange, wie sie dir guttut.

Hinweis: An irgendeinem Punkt hast du vielleicht das Bedürfnis, tiefer einatmen zu wollen. Dann lasse es einfach geschehen! Gönne dir ein paar Seufzer der Erleichterung (Seite 164) und mache direkt mit der Schmetterlingsatmung weiter.

ASTHMA

Wenn du an Asthma leidest und eine Heilungsmethode ohne Medikamente suchst, ist die Buteyko-Methode ein guter Anfang. Konstantin Buteyko war ein in der Ukraine geborener russischer Physiologe, der zu dem Schluss kam, dass viele Gesundheitsprobleme (inklusive Asthma) durch ein Zuviel an Atmung entstehen, was zu chronischer Hypokapnie führt (wie auf Seite 65f. beschrieben). Laut Buteyko ist Asthma keine Krankheit, sondern der Versuch des Körpers, den Kohlendioxidanteil im Blut zu erhalten. Daher zielt die Buteyko-Methode darauf ab, die Überatmung mithilfe einer Reihe von Übungen zu verringern.

> Die Übungen des Atemanhaltens, die im Rahmen der Focus 5- und der Core 15-Methode absolviert werden, stammen entweder aus der Buteyko-Methode oder sind von Buteyko inspiriert. Wenn du etwas für dein Asthma tun willst, wähle die Focus 5-Übung für CO_2-Toleranz und übe diese täglich.

Willst du mehr über die Buteyko-Methode erfahren, empfehle ich wärmstens die Arbeit von Patrick McKeown, einem der weltweit führenden Buteyko-Experten: https://buteykoclinic.com/.

Asthma kann eine emotionale Angelegenheit sein

Neben den physiologischen Herangehensweisen bei der Behandlung von Asthma ist es ebenso wichtig, die potenzielle emotionale Ebene bei Atembeschwerden zu betrachten. Eine Rolle dabei spielt auch die Spannung der Skelettmuskulatur, insbesondere in den primären Atemmuskeln wie dem Zwerchfell als Folge von Überbelastung, Angst und emotionalem Trauma. Integrative Methoden der Atemarbeit können therapeutisch eingesetzt werden, um diese Verspannungen zu lösen und Asthmasymptome zu verringern.

Ab Seite 234 erfährst du mehr über die Methode der Atemarbeit, die in diesen Fällen helfen kann.

BLUTHOCHDRUCK (HYPERTONIE)

Bei einer Recherche im Internet findest du seitenweise Atemtechniken, die zur Senkung des Bluthochdrucks beitragen. All diesen Techniken gemeinsam ist eine Verlangsamung der Atmung. Die im Jahr 2005 von der American Heart Association durchgeführten Forschungsarbeiten ergaben eine Senkung der Sympathikus-Aktivität (der Stressreaktion), der Herzfrequenz und des Blutdrucks bei einer bewusst langsameren Atmung.[14]

- Wähle deine bevorzugte Entspannungstechnik aus (Seite 141ff.).
- Übe sie mindestens drei Mal täglich wenigstens fünf Minuten lang (zum Beispiel morgens, vor dem Mittagessen und vor dem Schlafengehen).

SCHMERZEN

Forschungsarbeiten der Universität Regensburg haben gezeigt, wie entspanntes und langsames Atmen bei Schmerzzuständen hilft, die damit verbundenen Stimmungslagen zu verarbeiten.[15]

Weiterhin stellte sich heraus, wie das Visualisieren die Schmerzverarbeitung verbessert – der Geist hat eine erstaunliche Fähigkeit, einen entspannten Zustand zu schaffen und natürliche Glückshormone (Endorphine) freizusetzen. Das trägt dazu bei, die negativen Auswirkungen von Schmerz zu reduzieren. Wenn man diese beiden Faktoren zusammenlegt, verfügt man über ein hervorragendes Instrumentarium, um die eigenen Schmerzen zu bewältigen.

Ein wichtiger Hinweis für diese Übung: Versuche nicht, bewusst die Schmerzen loswerden zu wollen. Konzentriere dich vielmehr auf die Entspannung und darauf, ein Wohlgefühl in diesem Augenblick zu erzeugen. Das Ergebnis wird dich vermutlich überraschen!

- Beginne in einer sitzenden oder liegenden Position.
- Wähle zunächst eine Farbe aus, die beruhigend, entspannend und heilend auf dich wirkt.
- Atme vier Sekunden lang durch die Nase ein (AV von 8). Währenddessen stelle dir vor, wie du diese Farbe durch die Nase, die Kehle entlang bis hinunter zur Lunge einatmest. Du schickst sie weiter zu deinen Schmerzen im Körper, wo die Farbe den Schmerzpunkt vollständig umhüllt und durchdringt.
- Der Schmerzpunkt hat möglicherweise seine eigene Farbe; in dem Fall umhülle diese Farbe mit deiner ausgewählten beruhigenden Farbe.
- Atme acht Sekunden lang aus (AV von 3). Stelle dir dabei vor, wie diese beruhigende Farbe den Schmerz packt und ihn aus dir herauszieht, während du ausatmest.
- Wiederhole dieses Muster mindestens zehn Minuten lang oder so lange, bis der Schmerz erträglich oder ganz verschwunden ist.

Hinweis: Bei chronischen Schmerzzuständen gibt es weitere Techniken der Atemarbeit, wie beispielsweise die Wim Hof Methode (Seite 218ff.) oder die integrativen Methoden (Seite 234ff).

KATER

Alkohol schädigt das sympathische Nervensystem. Übermäßiger Alkoholkonsum führt im Körper zu Dehydration und Entzündungen, zu einem niedrigen Blutzuckerspiegel, überschüssiger Magensäure und Giftstoffen.

Wenn du das nächste Mal etwas neben der Spur bist, dann puste den Alkohol mit dieser Atemtechnik einfach weg. Sie fördert die Bewegung der Lymphe durch den Körper und regt das Verdauungssystem an, um die Ausscheidung von Abfallstoffen kräftig zu steigern. Die Atemtechnik erhöht auch leicht den Adrenalinspiegel, wodurch mehr Glukose im Blutkreislauf verfügbar wird.

- Beginne in einer sitzenden oder liegenden Position.
- Atme zwei Sekunden lang durch den Mund ein (AV von 8).
- Spitze dabei nicht die Lippen, sondern lasse den Mund entspannt leicht geöffnet, sodass mindestens ein fingerbreiter Abstand zwischen deinen Zähnen ist.
- Denke an deine Zwerchfellatmung – diese ist wichtig für die Anregung der Verdauungsorgane.
- Atme eine Sekunde lang durch den Mund aus (AV von 5), ohne Druck oder Kontrolle ausüben zu wollen. Es sollte sich so anfühlen, als würde deine Ausatmung aus dir he-

rausströmen – du forcierst nichts, du lässt sie einfach geschehen.

- Wiederhole diesen Rhythmus für zwei Minuten.

Hinweis: Wenn dir schwindelig wird oder du dich leicht benommen fühlst, Kribbeln in Händen, Füßen oder dem Gesicht spürst, ist das eine völlig normale Reaktion aufgrund der stattfindenden Veränderungen in deinem Organismus. Sollte es dir zu unangenehm werden, brich die Übung ab. Kannst du dich jedoch in die Übung hinein entspannen und die Empfindungen genießen, wirst du die Vorteile spüren.

- Nach dem letzten Atemzug atme tief durch den Mund ein (AV von 9), halte den Atem an und zähle langsam von 15 rückwärts.
- Bei null atmest du aus (AV von 5), hältst den Atem an und zählst von 15 wieder langsam rückwärts.
- Entspanne dich und atme ein paar Mal ein und aus.
- Wenn du bereit bist, wiederhole diesen Rhythmus aus Atmen und Atemanhalten.
- Du kannst die Übung auch noch ein drittes Mal machen, wenn dir danach ist!

ÜBELKEIT UND REISEKRANKHEIT

In einer Studie der Universität von Kentucky aus dem Jahr 2014 durchliefen die Teilnehmer eine Virtual-Reality-Erfahrung mit der Reisekrankheit, um zu testen, ob bewusstes Atmen die Symptome reduzieren könnte. Die Gruppe, die das bewusste Atmen während des gesamten Experiments anwandte, zeigte einen deutlich erhöhten parasympathischen Tonus und berichtete über weniger Symptome der Reisekrankheit als die Kontrollgruppe.[16]

Verbinde diese Technik mit der Visualisierung des Erdens. So kannst du deine Übelkeit sicher lindern. Diese Methode hat sich bei Menschen mit Reisekrankheit, während einer Chemotherapie und bei Schwangeren bewährt.

- Beginne in einer stehenden oder sitzenden Position.
- Atme durch die Nase vier Sekunden lang ein (AV von 8) und konzentriere dich auf die Zwerchfellatmung.
- Während du einatmest, stelle dir den Atem vor, wie er von deiner Nase bis hinunter zu deinen Fußsohlen strömt.
- Visualisiere nun, wie Wurzeln aus deinen Fußsohlen wachsen und tief ins Erdreich dringen. Beobachte, wie die Wurzeln mit jedem Einatmen länger und stärker werden und tiefer nach unten in die Erde wachsen.

- Atme mit gespitzten Lippen acht Sekunden lang durch den Mund aus (AV von 3).
- Fahre fort, bis die Übelkeit vorbei ist.

DIE WIM HOF METHODE (WHM)

Von der Besteigung des Mount Everest und des Kilimandscharo, mit nichts als Shorts und Schuhen bekleidet, über den schnellsten Halbmarathon barfuß auf Eis und Schnee bis hin zum Laufen eines kompletten Marathons in der Namib-Wüste ohne Wasser – Wim Hof hat die Aufmerksamkeit und Faszination der Welt allein dadurch auf sich gezogen, wie er das alles geschafft hat. Natürlich ist die Atmung ein wesentlicher Bestandteil davon.

Wie am Anfang des Buches bereits beschrieben, stellt die Wim Hof Methode (WHM) den Beginn meiner Breathwork-Reise dar. Im Laufe der Jahre habe ich erlebt, wie eine konsequente Anwendung dieser Techniken für jeden Einzelnen von großem Nutzen war.

Da diese Methode sehr viele verschiedene körperliche, mentale und emotionale Vorteile in sich vereint, möchte ich einige Geschichten von Menschen erzählen, denen ich entweder begegnet bin oder mit denen ich gearbeitet habe und die mit der WHM großen Erfolg gehabt haben.

AUTOIMMUNERKRANKUNGEN

Das Immunsystem gehört zu den Abwehrlinien des Körpers, um ihn vor fremden Eindringlingen wie Bakterien und Viren zu schützen. Normalerweise ist das Immunsystem in der Lage, fremde Zellen von eigenen Zellen zu unterscheiden. Bei einer Autoimmunerkrankung hält das Immunsystem körpereigenes Gewebe, wie etwa Knorpelgewebe oder Hautzellen, für Fremdkörper und beginnt, den eigenen Körper anzugreifen.

Meine Entdeckungsreise in die Welt der Atemarbeit begann mit der MS-Diagnose meines Vaters, einer Autoimmunerkrankung, die die Schutzschicht der Nervenzellen, genannt Myelinscheide, beschädigt. Seitdem habe ich miterlebt, wie viele andere Menschen mit der WHM große Erfolge bei allen Arten von Autoimmunerkrankungen erzielt haben. Wie aber hilft die WHM bei der Behandlung von Autoimmunerkrankungen? Unser Immunsystem können wir schließlich nicht bewusst beeinflussen. Oder etwa doch?

Wim war davon überzeugt, mit seinen Techniken Einfluss auf sein Immunsystem nehmen zu können, und war bereit, sich unter Laborbedingungen testen zu lassen. In einem kontrollierten Experiment injizierten ihm Forscher ein Endotoxin (ein Zerfallsprodukt von Bakterien), auf welches das Immunsystem eines Menschen normalerweise mit grippeähnlichen Symptomen wie Fieber, Schüttelfrost und Kopfschmerzen reagieren würde. Als Wim während der Durchführung seiner Atemtechniken eine solche Injektion verabreicht wurde, zeigte er keinerlei Symptome.

Die Forscher wollten das Experiment mit 24 jungen, gesunden männlichen Probanden wiederholen. Zwölf von ihnen verbrachten eine Woche damit, die WHM zu erlernen, während die anderen zwölf nichts taten. Alle Probanden bekamen das gleiche Endotoxin gespritzt. Die Gruppe ohne Atemtraining erlebte eine Reihe von Reaktionen mit leichten Symptomen bis hin zu starkem Fieber, während die andere nach der WHM trainierte Gruppe keinerlei Symptome zeigte.

Die Blutuntersuchungen der Gruppe, die die WHM erlernt hatte, ergaben einen erhöhten Adrenalinspiegel, der sich unmittelbar nach Anwendung der Methode entwickelt hatte. Das entzündungshemmende Protein Interleukin-10 (IL-10) unterdrückte zudem die Spiegel der Entzündungsproteine IL-6, IL-8 und TNF alpha (Tumornekrosefaktor-a). Die Ergebnisse dieses Experiments deuten darauf hin, dass wir in der Lage sind, unsere Entzündungsreaktionen bewusst herunterzuregulieren, was sich bei der Behandlung von Autoimmunerkrankungen als sehr nützlich erweisen kann.

Diät und Denkweise

Meiner Meinung nach ist eine Auseinandersetzung mit deiner Ernährung und deiner Denkweise für eine Genesung entscheidend, wenn du eine Autoimmunerkrankung direkt bewältigen willst. Mein Vater befolgte viele Jahre lang die Wahls Protocol®-Diät, die ihm immens geholfen hat (https://terrywahls.com/diet). Ich bin auch davon überzeugt, dass eine positive geistige Haltung wesentlich zur Besserung beiträgt. Eines meiner Lieblingsbücher kann ich nur jedem empfehlen: *Ein neues Ich. Wie Sie Ihre gewohnte Persönlichkeit in vier Wochen wandeln können* von Dr. Joe Dispenza. Es verbindet die Gebiete der Quantenphysik, Neurowissenschaften, Gehirnchemie, Biologie und Genetik miteinander und vermittelt das nötige Wissen und das Werkzeug, um messbare Veränderungen in deinem Leben zu bewirken.

ENDOMETRIOSE

Endometriose ist eine Erkrankung, von der schätzungsweise jede zehnte Frau im gebärfähigen Alter betroffen ist. Sie tritt auf, wenn Gewebe, das der Gebärmutterschleimhaut (Endometrium) ähnlich ist, außerhalb der Gebärmutter wächst und dort zu chronischen Entzündungen und Narbengewebebildung führt. Dies ruft Symptome hervor wie schmerzhafte Menstruationen, starke Blutungen, chronische Schmerzen im Beckenbereich und Unfruchtbarkeit. Eine Heilung der Endometriose ist zwar nicht bekannt, aber sie kann mithilfe von verschiedenen Medikamenten oder chirurgischen Eingriffen behandelt werden. Allerdings variieren die Erfolgsraten erheblich.

Obwohl noch keine Forschungsarbeiten vorliegen, gibt es Anhaltspunkte dafür, dass eine tägliche Praxis der WHM bei der Reduzierung und sogar Umkehrung der Symptome nützlich ist – höchstwahrscheinlich wegen der Wirkung der WHM auf das endokrine System (das heißt alle Drüsen, die Hormone produzieren und steuern) und ihrer Fähigkeit, Entzündungszytokine (Signalmoleküle, die die Entzündung fördern) zu reduzieren.

Jennifer litt an einer schweren Endometriose, die einen ihrer Eierstöcke befallen hatte und den zweiten verklebte. Sie hatte ständig Schmerzen und Blähungen. Eine Schwangerschaft war bei ihr ziemlich unwahrscheinlich. Sie unterzog sich fünf laparoskopischen Operationen, um die überschüssige Gebärmutterschleimhaut an der Außenseite ihrer Gebärmutter entfernen zu lassen. Aber sie wuchs immer wieder nach. Bei ihrer fünften und letzten Operation beendete der Gynäkologe die Operation kurz nach dem Beginn mit der Begründung, es mache keinen Sinn, weiter zu operieren, da sie niemals Kinder bekommen könne. Das war natürlich eine niederschmetternde Nachricht, aber Jennifer gab nicht auf.

Ihr Mann praktizierte bereits täglich die WHM und schlug ihr vor, es auch einmal zu versuchen. Sie begann ein tägliches Programm mit Atemübungen und kalten Duschen. Zwölf Wochen nach Beginn ihrer Übungen wurde sie auf natürliche Weise schwanger. Das Paar hat inzwischen drei Kinder, und Jennifer ist vollkommen beschwerdefrei.

CHRONISCHE SCHMERZEN UND MÜDIGKEIT

Chronische Schmerz- und Erschöpfungszustände sind unergründlich, werden missverstanden und können für jeden, der sie durchleidet, zermürbend sein. Die drei häufigsten Schmerz- und Erschöpfungszustände sind die myalgische Enzephalomyelitis (ME), das chronische Erschöpfungssyndrom (CFS – Chronic Fatigue Syndrome) und die Fibromyalgie (FM). Schätzungen zufolge leiden weltweit 17 bis 24 Millionen Menschen an ME und CFS.

Ursachenforschung zum Verständnis dieser Erkrankungen wird weiterhin betrieben. Aktuelle Theorien dazu reichen von Virusinfektionen, Funktionsstörungen des Zentralnervensystems, Genetik, Immunstörungen bis hin zu emotionalem Stress und Traumata. Es gibt eine Reihe von Behandlungen und Therapien, um Betroffenen zu helfen. Nach meiner Erfahrung in der Arbeit mit Klienten, die unter diesen Erkrankungen leiden, kann eine tägliche Praxis der WHM transformativ sein. Sie verringert die Symptome und unterstützt die Heilung.

Es gibt zwar mehrere Gründe, warum die Methode hilft, aber für mich liegt der Hauptgrund darin, dass man durch die bewusste Steuerung der Atmung sein autonomes Nervensystem beeinflusst. Der dauerhafte Stress und die ständige Frustration bei diesen Erkrankungen strapazieren die

Emotionen und das Nervensystem und führen zu einer konstanten, überaktiven »Kampf- oder Fluchtreaktion«. Mithilfe der WHM kann das Nervensystem wieder in den parasympathischen Modus zurückkehren, wodurch Erholung und Genesung unterstützt werden.

Carly litt drei Jahre lang an myalgischer Enzephalomyelitis (ME). Sie fühlte sich durch die Gelenkschmerzen ständig erschöpft und verbrachte ihre gesamte Freizeit mit Bettruhe. Tägliche Kopfschmerzen und Unwohlsein sprengten ihren schulischen Alltag und ihr Berufsleben. Das Verlassen des Hauses wurde immer Tage im Voraus geplant, damit sie sich darauf »vorbereiten« konnte. Einen Tag davor und zwei Tage danach musste sie sich im Bett ausruhen. Wenn sie sich selbst zu sehr unter Druck setzte, machte sie monatelange Fortschritte auf dem Weg zu ihrer Gesundung zunichte.

Seit sie die WHM praktiziert, hat Carly keine Schmerzen und ist nicht mehr ständig erschöpft. Auch wenn sie bei Überanstrengung die Erschöpfung wieder merkt, verbessert sich diese sofort durch die WHM-Atmung. Sie fühlt sich nicht mehr andauernd unwohl, hat keine Kopfschmerzen mehr und kann jetzt sogar in Vollzeit arbeiten und spontan das Haus verlassen. Obwohl sie sich auf ihre Atemsitzungen und täglichen kalten Duschen freut, liegt die größte Veränderung in ihrer Denkweise. Carly sieht ihre Zukunft jetzt viel positiver und glaubt daran, vollständig gesund werden zu können.

REIZDARMSYNDROM (RDS)

Das RDS ist eine ziemlich häufige Erkrankung, die den Darm befällt und Symptome wie Blähungen, Magenkrämpfe, Verstopfung und Durchfall verursacht. Es kann sehr frustrierend sein, mit einem Reizdarm zu leben, und derzeit gibt es keine Heilung dafür. Durch eine Ernährungsumstellung und verschiedene Medikamente kann man die Symptome jedoch in den Griff bekommen.

Aus meiner Arbeit mit Klienten weiß ich, dass das RDS zusammen mit Stress und Angst Hand in Hand geht. Es ist nicht ganz klar, wie sie zusammenhängen oder welches sich zuerst manifestiert, aber laut Studien treten diese Zustände wahrscheinlich zusammen auf.[17] Das mag daran liegen, dass der andauernde »Kampf- oder Fluchtmodus« die Verdauungs- und/oder Immunfunktion herabsetzt. Die WHM kann Menschen mit RDS helfen, indem sie die Entzündung verringert und ein Gefühl von Leichtigkeit, Frieden und Ruhe hervorruft. Die zwerchfellartige Natur des Atmens hilft ebenso bei der Massage und Stimulierung der Verdauungsorgane.

Langsames Atmen

Wie wir wissen, funktioniert unser Verdauungssystem in einem parasympathischen »Rest and digest«-Zustand am besten. Suche dir in Kapitel 4 deine bevorzugte Technik zur Stressminderung aus. Übe sie drei bis fünf Minuten lang vor dem Essen, damit sich dein Nervensystem beruhigen und dein Magen auf die Mahlzeit vorbereiten kann.

HÖHENKRANKHEIT

In höheren Lagen weist jeder Atemzug weniger Sauerstoffmoleküle auf. In etwa 5500 Metern über NN enthält jeder Atemzug nur etwa die Hälfte der Sauerstoffmenge, die man auf dem Meeresspiegel vorfindet. Um diesen Umstand zu kompensieren, wirst du auf natürliche Weise schneller atmen, und dein Herz muss sich mehr anstrengen. Dennoch erreicht der Sauerstoffgehalt in deinem Blut nicht die gleiche Konzentration wie auf Normalnull.

Im Durchschnitt braucht der menschliche Körper zwischen ein und drei Tagen, um sich an Höhenlagen zu gewöhnen, indem er den Lungendruck, den pH-Wert des Blutes sowie Elektrolyte, Salz und Flüssigkeit umstellt. Wenn du deinem Körper nicht die Zeit zur Akklimatisierung gibst, können Symptome der Höhenkrankheit (auch als akute Bergkrankheit bekannt) wie Schwindel, Erschöpfung, Schlaflosigkeit, Kurzatmigkeit und Übelkeit oder Erbrechen auftreten. Wenn man diese ignoriert, kann das im Extremfall sogar zum Tode führen.

In der Höhe ist es sehr hilfreich, sich Zeit zu nehmen, um sich hinzusetzen oder hinzulegen und Übungen der WHM zu machen. Die konzentrierte tiefe Atmung trägt dazu bei, den Sauerstoffgehalt im Blut zu erhöhen, und das Anhalten des Atmens fördert die Produktion von mehr sauerstofftransportierenden roten Blutkörperchen. Dies ermöglichte Wim Hof, eine Expedition von 18 Amateurtrekkern auf den Gipfel des Kilimandscharo (5895 Meter über dem Meeresspiegel) zu führen und dabei den Guinness-Weltrekord von 31 Stunden und 25 Minuten für eine Gruppe zu erreichen – und das ohne Anzeichen von Höhenkrankheit.

WIE MAN DIE WIM HOF-ATEMTECHNIK (WHM) ANWENDET

Normalerweise empfehle ich, diese Technik morgens vor dem Frühstück zu praktizieren.

Bei der WHM gibt es einige Punkte, die beachtet werden müssen.

- Mache diese Atemübungen nur in einer sicheren Umgebung. Das heißt, nicht im oder am Wasser und auch nicht während des Fahrens.
- Die Wirkungen der Übungen können intensiv sein. Mache sie deshalb in deinem eigenen Tempo – es gibt keinen Grund, dich zu hetzen.

- Diese Übungen sollten nicht von Schwangeren, von Personen mit Epilepsie, unkontrollierten Blutdruckwerten, Sichelzellenanämie oder schweren Herzproblemen im letzten halben Jahr praktiziert werden.
- Wenn du dir aufgrund eines speziellen gesundheitlichen Zustands nicht sicher bist, ob diese Übungen gut für dich sind, konsultiere bitte einen Arzt.

- Beginne in einer sitzenden oder liegenden Position.
- Atme tief durch Nase oder Mund ein.
- Atme durch den Mund aus, ohne Kraft oder Kontrolle anzuwenden.
- Es sollte sich so anfühlen, als würde deine Ausatmung aus dir herausströmen. Versuche nicht, sie zu beschleunigen oder zu verlangsamen.
- Damit ist der Atemzyklus vollständig. Wiederhole ihn 30 Mal.

Hinweis: Wenn dir schwindelig wird oder du dich benommen fühlst oder ein Kribbeln in Händen, Füßen oder

Gesicht spürst, ist das eine völlig normale Reaktion, da sich deine Physiologie zu verändern beginnt. Sollte es dir zu unangenehm werden, brich die Übung ab. Wenn du jedoch lernst, dich in diese Übung hinein zu entspannen und die Empfindungen sogar zu genießen, wirst du die Vorteile merken.

› Beim letzten Atemzug atmest du aus und hältst dann den Atem an.
› Sobald du einen starken Drang zu atmen verspürst, atme tief ein und halte den Atem 10 bis 15 Sekunden lang an (die Lunge ist nun voll).
› Anschließend entspanne dich und atme aus.
› Nimm dir einen Augenblick Zeit, um nachzuspüren, wie sich dein Körper anfühlt.
› Das ist die erste Runde. Wiederhole sie noch zwei Mal, damit es insgesamt drei Runden werden.
› Nach diesen drei Runden entspanne dich für eine Weile und genieße den Zustand, den du hervorgerufen hast.

Wie setzt man sich der Kälte aus?

Wim rät dazu, sich allmählich an die Kälte zu gewöhnen – kein Grund, es unnötig schnell erzwingen zu wollen.

- Beginne einfach damit, jeden Morgen eine kalte Dusche zu nehmen. Selbst nur 30 Sekunden sind ein hervorragender Anfang – drehe die Dusche kurz vor Schluss auf kalt.
- Das Wichtigste bei der kalten Dusche ist, sich nicht zu verspannen. Entspanne deine Muskeln, verlangsame deine Atmung und werde wie eine Qualle, die im Meer treibt.
- Mehr über Wim Hof und seine Methode erfährst du auf seiner Homepage https://wimhof-methode.de.

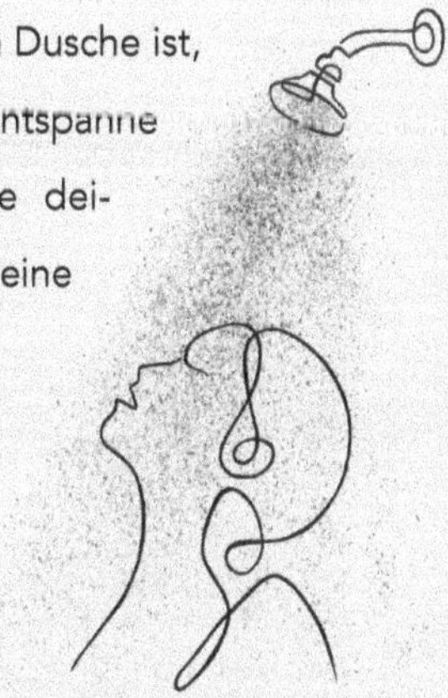

INTEGRATIVE ATEMARBEIT

DIE AUSSERGEWÖHNLICHE HEILKRAFT DES ATEMS

Angetrieben von der Neugier, weitere Vorteile der Atemarbeit zu entdecken, führten mich meine fortlaufenden Untersuchungen schließlich zu verschiedenen Methoden, die als Integrative Atemarbeit eingestuft werden – meiner Meinung nach eine der spannendsten Möglichkeiten in der Atemarbeit.

Durch meine Lehrjahre bei vielen großen Lehrern, Experten und Meistern reifte in mir die Überzeugung, dass sich unsere Welt erheblich verändern würde, wenn immer mehr Menschen diese Atemtechniken mit ihren Vorteilen kennen- und verstehen lernten.

Integrative Atemarbeit ist eine Kategorie der Atemarbeit, die sich mit emotionaler Heilung, geistiger Entwicklung und innerem Wachstum beschäftigt. Durch die Integrative Atemarbeit konnte ich Erfahrungen aus der Vergangenheit und Traumata, die mich ohne mein Wissen noch belastet hatten, vollständig hinter mir lassen. Ich habe tiefe Erkenntnisse darüber gewonnen, wer ich bin und was die Natur des Universums ist. Außerdem habe ich Einblicke in die mystischen Bereiche des Bewusstseins und des Übernatürlichen erhalten.

Die Integrative Atemarbeit verwendet Methoden des Atmens, um auf sichere Weise das Bewusstsein und die Physiologie des Körpers zu verändern und uns in einen Zustand zu versetzen, den der Begründer des Holotropen Atmens, Stanislav Grof, als »außergewöhnliche Bewusstseinszustände« bezeichnet. In diesen Zuständen kann eine kraftvolle und transformierende körperliche, mentale, emotionale und spirituelle Heilung geschehen.

Außergewöhnliche Bewusstseinszustände werden seit Menschengedenken in alten Kulturen und indigenen Völkern praktiziert – als Initiationsritus, zur Heilung und spirituellen Erforschung –, gemeinsam mit Methoden wie Chanten, Tanzen, Atmen, Meditation, Schwitzhüttenzeremonien, Fasten und psychedelischen Pflanzen.

Lange Zeit lehnten etablierte Wissenschaftler die Bedeutung dieser Praktiken ab. Inzwischen gibt es jedoch zahlreiche Forschungsarbeiten von Institutionen wie der Multidisciplinary Association for Psychedelic Studies (»Multidisziplinäre Gesellschaft für psychedelische Studien«) und dem Centre for Psychedelic Research (»Zentrum für psychedelische Forschung«) am Imperial College London, die sich zum Ziel gesetzt haben, den potenziellen Heilungseffekt von außergewöhnlichen Bewusstseinszuständen aufzudecken und zu verstehen. Insbesondere im Zusammenhang mit der Posttraumatischen Belastungsstörung (PTBS), Depressionen, Aufmerksamkeitsdefizit-Hyperaktivitätsstörung (ADHS) und chronischen Angstzuständen.

Im Rahmen der Integrativen Atemarbeit habe ich bei sehr vielen Menschen miterleben dürfen, wie sie entscheidende Durchbrüche in ihrer Heilung erlebten, darunter die Überwindung von Trauer, die Befreiung von vergangenen Traumata, das Aufbringen von Mut, um Medikamente zur Behandlung von Ängsten abzusetzen, sowie die dauerhafte Linderung von körperlichen Schmerzen.

Im Folgenden beschreibe ich einige eher außergewöhnliche persönliche Erfahrungen auf meiner Reise mit der Atemarbeit.

»Transformational Breath« in Antalya, Türkei

Ich besuchte ein einwöchiges Training bei Judith Kravitz, der Begründerin der Atemmethode namens Transformational Breath (»Transformative Atmung«). Kravitz lernte die bewusste Atemarbeit erstmals Mitte der Siebzigerjahre durch die Atemtechnik des Rebirthing kennen. Sie integrierte verschiedene andere Heilmethoden, darunter Bewegung, Tönen [eine uralte Heilmethode, in der Laute durch den Gebrauch von Atem und Stimme bewusst verlängert werden – Anm. d. Ü.] und Body Mapping, um anschließend Transformational Breath zu entwickeln.

In diesem Training erklärte Kravitz, wie durch die Verwendung eines »vollkommen verbundenen Atemmusters« eine hohe Frequenz im Energiesystem des Körpers aktiviert wird. Durch das Prinzip des Entrainment werden die niederfrequenten Energiemuster, die aus vergangenen Traumata stammen, dem hochfrequenten Energiemuster angeglichen, um somit Blockaden im Energiesystem des Körpers zu lösen. Damals verstand ich ehrlich gesagt nicht, was damit gemeint war, aber ich war offen für die Erfahrung.

Während einer dieser Sitzungen, als ich auf dem Boden lag und das verbundene Atmen praktizierte, wurde ich in eine Zeit zurückversetzt, in der ich etwa neun Jahre alt war. Als Kind war ich manchmal sehr schelmisch. In den seltenen Fällen, in denen ich zu weit gegangen und sehr ungezogen gewesen war, gab mir mein Vater als Strafe einen Klaps auf den Hintern. Einmal hatte ich etwas sehr Leichtfertiges getan, und mein Vater schlug mich im Affekt viel stärker als sonst. Das katapultierte mich in einen Schockzustand.

Sobald diese Erinnerung in mein Bewusstsein drang, überkamen mich wellenartig Emotionen der Trauer, der Verwirrung, des Verrats und der ungerechten Behandlung. Ich hätte nicht gedacht, dass dieses kleine Ereignis in meinem Leben noch eine solche emotionale Ladung enthielt, die mich unbewusst auf irgendeine Weise beeinflusste. Aber hier lag ich nun, heulend und schreiend, mein Körper unkontrolliert um sich schlagend. Nach etwa einer Minute verebbte diese Emotion und hinterließ ein tiefes Gefühl der Leichtigkeit, der Ruhe und des Friedens. Das hielt den Rest der Woche an. Ich fühlte mich irgendwie anders, als wäre die Welt ein bisschen heller und leichter geworden.

Rebirthing in Baja California, Mexiko

Rebirthing wurde von Leonard Orr entwickelt und wird allgemein als eine der beiden ursprünglichen Therapiemethoden der Atemarbeit anerkannt, die in den Siebzigerjahren entstanden. Rebirthing ist die Ausgangsbasis der »bewussten, verbundenen Atmung«, die heute von vielen Schulen der Integrativen Atemarbeit übernommen wird.

Ich hatte das Glück, von einem der ersten Schüler von Leonard Orr in Rebirthing ausgebildet zu werden – Dan Brulé, heute eine Legende in der Welt der Atemarbeit. Ich wohnte mit Dan einen Monat lang in einer nachhaltigen Gemeinde, Baja Biosana in Baja California, die nicht ans Stromnetz angeschlossen war. Tag für Tag übten wir Atemtechniken, und in jeder Sitzung erlebte ich einen neuen Durchbruch und neue Erkenntnisse. In einer Sitzung stieg das Gesicht eines indischen Heiligen in meinem Bewusstsein auf.

Ich blickte in sein freundliches Gesicht, das mich sanft anlächelte, und spürte, wie unglaubliche Wellen der Liebe, der Fürsorge und der Akzeptanz durch meinen Körper strömten. Ich begann vor lauter Freude und Liebe zu weinen. Es fühlte sich an, als wollte er mir einen Segen oder eine Ermutigung geben. Die Botschaft »Du bist perfekt, so wie du bist, du schaffst es!« durchflutete mich wiederholt. Ich war überwältigt.

Nach gefühlten Stunden hörte ich Dans Stimme im Hintergrund sagen, ich solle meine Atmung verlangsamen und entspannen. Obwohl ich diesen Moment nicht enden lassen wollte, war es Zeit, zum normalen Bewusstsein zurückzukehren. Das Gesicht lächelte mich an, und bevor ich noch einen Gedanken fassen konnte, zoomte es in meinen Körper hinein und verschmolz mit mir. Sofort begann mein ganzer Körper unkontrolliert zu vibrieren, und ich musste vor lauter Entzücken lachen, mindestens 15 Minuten lang. Diese Atemsitzung hinterließ in mir ekstatische Energie, ein Gefühl des Glücks und der Begeisterung sowie viel Liebe für mein gesegnetes Leben.

Holotropes Atmen in Basel, Schweiz

Ich besuchte einen Workshop mit Stanislav Grof, dem Entwickler des holotropen Atmens. Es wird als eine der ursprünglichen westlichen Therapiemethoden der Atemarbeit aus den Siebzigerjahren angesehen. Der Begriff »holotrop« bedeutet so viel wie »sich auf die Ganzheit zubewegend«, aus dem Griechischen *holos* (ganz) und *trepein* (in Richtung von etwas gehen).

Die Psychiater Stanislav und Christina Grof, die sich sehr für veränderte Bewusstseinszustände als potenzielles therapeutisches Werkzeug interessierten, entwickelten das holotrope Atmen. Es integriert Erkenntnisse aus der modernen Bewusstseinsforschung, der Anthropologie, der transpersonalen Psychologie, aus östlichen spirituellen Praktiken und mystischen Traditionen der Welt.

Ich nahm an einem Workshop teil, in dem sich über 150 Teilnehmer aus aller Welt dicht gedrängt in einem großen Saal befanden (ich fragte mich, ob es tatsächlich genügend Sauerstoff für uns alle geben würde!). Als die Atemsitzung begann, fingen die Leute sofort an, ihre individuellen Prozesse zu erleben. Einige Teilnehmer lachten oder jubelten vor Freude, andere weinten oder blieben ganz still.

Holotrope Atemsitzungen dauern in der Regel ziemlich lang, normalerweise zwischen zwei und drei Stunden. Ungefähr nach der Hälfte der Sitzung fühlte sich mein Körper sehr müde an, und ich spürte einen großen Widerstand, überhaupt weitermachen zu wollen. Anstatt aufzuhören, entschied ich mich, das Geschehen völlig loszulassen und einfach nur meinem Atem zu erlauben, von alleine weiterzufließen, mit welcher Geschwindigkeit und Lautstärke auch immer. Sobald ich mich dazu entschlossen hatte, machte sich ein Gefühl der Leichtigkeit in meinem Nacken und den Schultern breit und wanderte durch meinen ganzen Körper. Es fühlte sich an, als würde ich mich vom Boden in die Luft heben, bis ich schließlich merkte, wie ich tatsächlich schwebte! Obwohl meine Augen geschlossen waren, konnte ich den Raum, in dem ich mich befand, wahrnehmen und ihn so klar sehen, als wären meine Augen geöffnet. Ich sah meinen Körper auf dem Boden liegen und konnte mich durch den Raum bewegen, während ich die anderen Teilnehmer beim Atmen beobachtete. Dies war die erste von vielen außerkörperlichen Erfahrungen, die ich in Sitzungen der Integrativen Atemarbeit erlebt habe.

Biodynamic Breathwork and Trauma Release System (BBTRS) in Bali

Ich besuchte ein BBTRS-Training mit Giten Tonkov, dem Begründer dieser Methode. BBTRS verwendet sechs Elemente, die zusammen angewendet die Lösung von Traumata und deren Heilungsmöglichkeiten steigern: Atem, Bewegung, Berührung, Emotionen, Klang, Meditation.

Bei vielen Methoden der Integrativen Atemarbeit beginnt man die Sitzungen im Liegen. BBTRS arbeitet jedoch anders. Je nachdem, um welchen besonderen Aspekt es bei der Heilung geht, wird in der Sitzung die entsprechende Körperhaltung eingenommen. Einzigartig an BBTRS ist auch die Betonung auf einer traumaorientierten Körperarbeit.

Während einer Sitzung, in der ich von einem Schüler unterstützt wurde (wir bezeichnen das als »geatmet werden«), kam Giten, um nach mir zu schauen. Ohne ein Wort zu sagen, griff er mit Daumen und Zeigefinger sanft nach einem Muskel seitlich meines Kehlkopfs. Als er ihn vorsichtig drückte, spürte ich plötzlich eine ungeheure Wut, die von der Mitte meiner Brust ausging und bis zur Kehle hinaufstieg. Es gab in dem Augenblick kein Zurück mehr.

Ich stieß einen Schrei der Wut aus, aber es war nicht meine Stimme, die da ertönte, sondern etwas, das aus meiner Tiefe aufstieg, eher wie ein Urschrei. Ich hatte keine Ahnung, worauf sich diese Wut bezog, aber ich wusste, es war etwas aus meinem tiefsten Inneren, das sich ausdrücken und erlöst werden wollte. Nach der Atemsitzung lösten sich die Verspannungen in meinem Kiefer, im Nacken und in den Schultern, meine Muskeln fühlten sich weich wie Wackelpudding an. Ein chronischer Schmerz, den ich seit etwa sechs Jahren in meinem linken Schulterblatt gespürt hatte, war zu 90 Prozent verschwunden.

Da die Beliebtheit der Atemarbeit weiter zunimmt, sind immer mehr Wissenschaftler an der Erforschung physiologischer Veränderungen interessiert, die diese erstaunliche therapeutische Methode mit sich bringt. Die Zeichen sind unverkennbar. Ich erlebe wiederholt bemerkenswerte Situationen bei Menschen, die Schichten angesammelter Traumata abbauen und »eingefrorenen« Stress und Spannungen in ihrem Nervensystem entladen können. Sie öffnen sogar ihr Bewusstsein für neue Bewusstseinsebenen und machen dabei häufig mystische und spirituelle Erfahrungen. Wenn meine Klienten die Atemarbeit zum ersten Mal erleben, zählen diese Sitzungen oft zu den fünf entscheidenden Ereignissen in ihrem Leben.

Es gibt viele verschiedene Methoden der Integrativen Atemarbeit, die jeweils alle ihre eigenen Techniken verwenden. Ich empfehle dir sehr, einige auszuprobieren, um herauszufinden, welche dir am meisten zusagen. Die ersten paar Sitzungen sollten von einem erfahrenen und qualifizierten Atemtherapeuten durchgeführt werden. Es ist ebenso empfehlenswert, einen Therapeuten in deiner Nähe zu suchen. Im Folgenden eine Liste mit ausgewählten Internetadressen und Schulen:

- Breathmastery mit Dan Brulé – www.breathmastery.com/
- Holotropic Breathwork – www.holotropic.com/
- Biodynamic Breathwork and Trauma Release System – www.biodynamicbreath.com/
- Transformational Breath – www.transformationalbreath.com/
- Alchemy of Breath – www.alchemyofbreath.com/
- Rebirthing Breathwork – www.rebirthingbreathwork.com
- Therapeutic Breathwork mit Jim Morningstar – www.transformationsusa.com/

Schlussbetrachtung

Ich hoffe, dieses Buch vermittelt dir Begeisterung für die vielen Möglichkeiten und das Potenzial, die dir zur Erkundung deines Selbst zur Verfügung stehen.

Jeden Tag erlebe ich Menschen überall auf der Welt, die von der Kraft des Atems fasziniert sind. Einer der ganz besonderen Momente meiner Arbeit zeigt sich oft nach einer Atemsitzung, wenn ich in die Gesichter meiner Klienten schaue, die angesichts des gerade Erlebten ganz fassungslos sind. Ich weiß dann, dass ich gerade den Beginn eines neuen Kapitels im Leben dieser Menschen miterleben durfte.

Wir lernen und entdecken ständig mehr darüber, wie genial der menschliche Körper ist und über welches Instrumentarium wir bereits verfügen, um unser Wohlbefinden, unsere Gesundheit und Leistungsfähigkeit selbst optimieren zu können.

Es ist nicht immer nötig, strenge, einschränkende Diäten einzuhalten, CrossFit-Kurse zu besuchen, zwei Stunden pro Tag zu meditieren oder ein Yogi zu werden, damit große Veränderungen in deinem Leben geschehen. Inzwischen wirst du mir hoffentlich zustimmen, dass etwas so Einfaches wie das Sich-Einlassen, das Erfahren des Atems und die Fähigkeit, ihn auf verschiedene Weise zu nutzen, dir neue Dimensionen der Gesundheit und Zufriedenheit eröffnen können.

Wir alle haben in uns eine große Kraft, die zum Ausdruck gebracht werden will. Diese Kraft zu erkennen bedeutet jedoch, über das eigene Leben zu reflektieren und zu entscheiden, was anders gemacht werden muss. Das Schwierigste an der Veränderung ist, nicht die gleichen Dinge zu tun, die man bereits gestern getan hat.

Nimm dir eine kleine Auszeit von deinem ausgelasteten Alltag und investiere in dich selbst, indem du bewusst Prioritäten setzt und neue kleine Gewohnheiten schaffst. Du kannst mit der Übung Core 15 und Focus 5 beginnen (oder auch nur Teilen davon, wenn dir lediglich ein paar Minuten Zeit bleiben), oder du lässt dich jeden Tag daran erinnern, auf deinen Atem zu achten (sind deine Schultern entspannt, atmest du durch die Nase?). Wenn du das konsequent durchziehst, werden diese Gewohnheiten zu deiner zweiten Natur. Dann kannst du dich auf etwas Neues konzentrieren.

Dein Lebensweg ist zwar ein ganz persönlicher, aber er hat etwas mit allen anderen gemeinsam – er ist eine REISE! Das heißt, der Fortschritt liegt einfach darin, einen kleinen Schritt nach dem anderen zu machen. Mit der Zeit blickst du zurück auf all die Fußspuren, die du hinterlassen hast, und lächelst. Du entdeckst dabei, wie viele andere Fußstapfen sich neben deinen eigenen befinden, und erkennst, dass wir alle zusammen auf der gleichen Reise sind.

Wir sind alle Einzelteile, die zu demselben Puzzle gehören, das unsere Welt ist. Wenn jeder von uns lernt, ein wenig freundlicher, liebevoller und mitfühlender zu sein, zuerst mit uns selbst und dann mit unseren Mitmenschen, tragen wir alle mit jedem Atemzug dazu bei, eine friedliche und glückliche Zukunft auf dieser Erde zu schaffen.

Weitere Erkundungen

WEITERFÜHRENDE LITERATUR

Korrigierende Atemarbeit

Leon Chaitow, Dinah Bradley, Christopher Gilbert: *Recognising and Treating Breathing Disorders: A Multidisciplinary Approach*, London: Churchill Livingstone, 2. Auflage, 2013.

Donna Farhi: *The Breathing Book: Good Health and Vitality Through Essential Breathwork*, New York: Holt Paperbacks, 1996.

Patrick McKeown: *Asthma einfach wegatmen. Die wissenschaftlich belegte Atemtechnik, um Asthma, Heuschnupfen und Schnarchen dauerhaft loszuwerden*, München: riva Verlag 2019.

Belisa Vranich: *Breathe. The Simple Revolutionary 14-Day Program to Improve Your Mental and Physical Health*, New York: Griffin, 2016.

Integrative Atemarbeit

Stanislav und Christina Grof: *Holotropes Atmen. Eine neue Methode der Selbsterforschung und Therapie*, Solothurn: Nachtschatten Verlag 2014.

Judith Kravitz: *Atme tief, lebe intensiv. Freude erleben durch Transformative Atmung*, Tilton: Free Breath Press, 2013.

Jim Morningstar: *Break Through with Breathwork. Jump-Starting Personal Growth in Counseling and the Healing Arts*, North Atlantic Books 2017.

Leonard Orr mit Sondra Ray: *Rebirthing in the New Age*, Bloomington: Trafford Publishing 2007.

Giten Tonkov: *Feel to Heal. Releasing Trauma Through Body Awareness and Breathwork Practice*, eigenständige Publikation 2019.

Körper-Geist-Atemarbeit

Richard P. Brown, Patricia L. Gerbarg: *The Healing Power of the Breath. Simple Techniques to Reduce Stress and Anxiety, Enhance Concentration, and Balance Your Emotions*, Boulder: Shambhala 2012.

Dan Brulé: *Just Breathe: Mastering Breathwork for Success in Life, Love, Business, and Beyond*, New York: Atria Books 2017.

Robert L. Fried: *Breathe Well, Be Well. A Program to Relieve Stress, Anxiety, Asthma, Hypertension, Migraine, and Other Disorders for Better Health*, New York: Wiley 1994.

Gay Hendricks: *Bewusst atmen. Persönlichkeitsentwicklung durch Atemarbeit, München: Droemer Knaur 1995.*

Wim Hof, Koen De Jong: *The Way of the Iceman. How the Wim Hof Method Creates Radiant Long-Term Health Using the Science and Secrets of Breath Control, Cold Training and Commitment*, Dragon Door Publications 2017.

Wim Hof, Justin Rosales: *Becoming the Iceman. Pushing Past Perceived Limits*, Maitland: Mill City Press, Inc. 2011.

B. K. S. Iyengar: *Licht auf Pranayama. Das grundlegende Lehrbuch der Atemschule des Yoga*, München: O. W. Barth 2012.

Swami Rama, Rudolph Ballentine, MD, Alan Hymes, MD: *Die Wissenschaft vom Atem. Eine praktische Einführung in Atmung, Atemachtsamkeit und Pranayama*, Stuttgart: Agni 2019.

Swami Saradananda: *Atem: Kraftquelle deines Lebens. Klassische Übungen aus dem Pranayama*, Stuttgart: TRIAS 2019.

Swami Niranjanananda Saraswati: *Prana und Pranayama*, Ratzeburg: Ananda-Verlag 2014.

Yogi Ramacharaka: *Die Kunst des Atmens der Hindu-Yogis. Die Lehre der indischen Atmungsphilosophie zur körperlichen, geistigen und seelischen Entwicklung*, Berlin: Schikowski 1981.

Atemarbeit für mehr Leistung

Patrick McKeown: *Erfolgsfaktor Sauerstoff. Wissenschaftlich belegte Atemtechniken, um die Gesundheit zu verbessern und die sportliche Leistung zu steigern*, München: riva Verlag 2019.

Vladimir Vasiliev mit Scott Meredith: *Let Every Breath. Secrets of the Russian Breath Masters*, Toronto: Russian Martial Art 2006.

Verschiedenes

Dr. Joe Dispenza: *Ein neues Ich. Wie Sie Ihre gewohnte Persönlichkeit in vier Wochen wandeln können*, Burgrain: Koha 2019.

Stephen W. Porges: *Die Polyvagal-Theorie und die Suche nach Sicherheit*, Lichtenau: G. P. Probst Verlag 2019.

Stanley Rosenberg: *Der Selbstheilungsnerv. So bringt der Vagus-Nerv Psyche und Körper ins Gleichgewicht*, Freiburg: VAK Verlag 2019.

John E. Sarno: *Frei von Schmerz. Psychosomatische Beschwerden verstehen und ganzheitlich behandeln*, München: AT Verlag 2007.

Bessel van der Kolk: *Verkörperter Schrecken. Traumaspuren in Gehirn, Geist und Körper und wie man sie heilen kann*, Lichtenau: G. P. Probst Verlag 2019.

Anmerkungen

1. Robert L. Fried: *Breathe Well, Be Well. A Program to Relieve Stress, Anxiety, Asthma, Hypertension, Migraine, and Other Disorders for Better Health*, New York: Wiley 1994.
2. Leon Chaitow, Dinah Bradley, Christopher Gilbert: *Recognizing and Treating Breathing Disorders. A Multidisciplinary Approach*, London: Churchill Livingstone 2013.
3. Rene Cailliet, Leonard Gross: *Rejuvenation Strategy*, New York: Doubleday 1987.
4. Mental Health Foundation: »Stressed Nation: 74 % of UK ›overwhelmed or unable to cope‹ at some point in the past year«, 14. Mai 2018; https://www.mentalhealth.org.uk/news/stressed-nation-74-uk-overwhelmed-or-unable-cope-some-point-past-year [14.06.21]
5. Stephen B. Elliott: *The New Science of Breath*, Coherence Publishing 2005.
6. R. J. S. Gerritsen, G. P. H. Band: »Breath of life: The respiratory vagal stimulation model of contemplative activity«, *Frontiers in Human Neuroscience*, 2018; https://www.ncbi.nlm.nih.gov/pmc/articles/PMC6189422/ [14.06.21]

7. M. Kuppusamy et al.: »Immediate effects of *Bhramari Pranayama* on resting cardiovascular parameters in healthy adolescents«, *Journal of Clinical and Diagnostic Research*, Mai 2016; https://www.ncbi.nlm.nih.gov/pmc/articles/PMC4948385/ [14.06.21]
8. Prof. Dr. med. Matthew Walker: *Das große Buch vom Schlaf. Die enorme Bedeutung des Schlafs – beste Vorbeugung gegen Alzheimer, Krebs, Herzinfarkt und vieles mehr*, München: Goldmann Verlag 2018, S. 229f.
9. E. Vlemincx et al.: »Respiratory variability preceding and following sighs: a resetter hypothesis«, *Biological Psychology*, 2010, Vol. 84 (1), S. 82-87 PMID: 19744538
10. B. G. Kalyani et al.: »Neurohemodynamic correlates of ›OM‹ chanting: A pilot functional magnetic resonance imaging study«, *International Journal of Yoga*, 2011; https://www.ncbi.nlm.nih.gov/pmc/articles/PMC3099099/ [14.06.21]
11. C. Zelano et al.: »Nasal respiration entrains human limbic oscillations and modulates cognitive function«, *Journal of Neuroscience*, 7. Dezember 2016; https://www.jneurosci.org/content/36/49/12448 [14.06.21]
12. C. D. B. Luft et al.: »Right temporal alpha oscillations as a neural mechanism for inhibiting obvious

associations«, *Proceedings of the National Academy of Sciences*, Dezember 2018; https://www.pnas.org/content/115/52/E12144 [14.06.21]

13. S. Othmer, S. F. Othmer: »Development history of the Othmer method«, EEGinfo, o.J.; http://www.eeginfo.com/research/researchpapers/Research-w-Othmer-Method-2017.pdf [14.06.21]

14. N. J. Chacko et al.: »Slow breathing improves arterial baroreflex sensitivity and decreases blood pressure in essential hypertension«, *Hypertension*, August 2005; https://www.ahajournals.org/doi/full/10.1161/01.hyp.0000179581.68566.7d [14.06.21]

15. V. Busch et al.: »The effect of deep and slow breathing on pain perception, autonomic activity and mood processing – an experimental study«, *Pain Medicine*, 2012; https://www.ncbi.nlm.nih.gov/pubmed/21939499 [14.06.21]

16. M. E. Russell et al.: »Use of controlled diaphragmatic breathing for the management of motion sickness in a virtual reality environment«, *Applied Psychophysiology and Biofeedback*, Dezember 2014; https://www.ncbi.nlm.nih.gov/pubmed/25280524 [14.06.21]

17. H. Qin et al.: »Impact of psychological stress on irritable bowel syndrome«, *World Journal of*

Gastroenterology, Oktober 2014; https://www.ncbi.nlm.nih.gov/pmc/articles/PMC4202343/ [14.06.21]

Dank

Während ich die letzten Worte an diesem Buch schreibe beziehungsweise tippe, empfinde ich einerseits Aufregung, Erfüllung, Erleichterung, andererseits aber auch Traurigkeit und Schmerz. Im Laufe der Monate, in denen ich dieses Buch schrieb, wurde mir klar, dass dies den Abschluss eines Kapitels in meinem Leben und den Beginn eines neuen bedeutete. Und jetzt, da das Buch fertiggestellt ist, spüre ich einen gewissen Verlust bei der Verabschiedung des Alten und der Begrüßung des Neuen.

Nun kann ich mir darüber Gedanken machen, was für eine großartige, wundersame und manchmal harte, schmerzhafte Reise ich auf dieser Erde bisher erlebt habe. Ich kann nur dankbar sein für die vielen Segnungen und Geschenke, die ich dadurch in meinem Leben erhalten habe.

Ich bin in einer Familie aufgewachsen, in der sich alle sehr nahestehen. Das ist der größte Segen für mich in meinem Leben. Mama und Papa, Yujin und David – ich verstehe jetzt, warum ich euch als Eltern ausgewählt habe! Ich danke euch aus tiefstem Herzen für eure unerschütterliche Liebe, Unterstützung und euren Glauben an mich. Meine Brüder Jim und Ian – danke, dass ihr immer für mich da seid, eine Quelle der brüderlichen Unterstützung, der Liebe und des Spaßes. Mel, Peri, Maya, Flynn, Nina, Aria und Declan – danke für eure Wärme, die Freude und die Liebe, mit der ihr mein Leben bereichert.

Ich habe von vielen fantastischen Lehrern eine Menge gelernt, sowohl im Rahmen der offiziellen Lehrer-Schüler-Beziehung als auch im weitesten Sinne durch die Beziehungen und den Umgang mit unterschiedlichen Menschen in meinem Leben. An alle meine Lehrer: Ich schätze unsere Begegnungen, sei es persönlich, über einen Computerbildschirm, durch ein Buch oder im Geiste. Danke für eure Weisheit, eure Zeit und Energie, die mein Wachstum gefördert haben – ob ihr es mitbekommen habt oder nicht!

Ein Buch entsteht nur durch das Team, das dahintersteht. Ich möchte dem Team von Penguin Life, namentlich Emily, Alice, Corinna und Susannah, danken für ihren Enthusiasmus, ihre Anleitung und Geduld – es war ein absoluter Traum, mit euch zusammenzuarbeiten. Mein großer Dank gilt auch Jackie, die mir auf beeindruckende Weise die Welt des Verlagswesens erklärte. Und schließlich ein großes Dankeschön an Mark für seine unendliche Weisheit, die mir dabei geholfen hat, aus dem Strudel an Ideen ein Buch zu veröffentlichen, auf das ich überaus stolz bin.

Und letztendlich gilt mein Dank dir, lieber Leser, für die Zeit, die du dir zum Durchlesen genommen hast. Ich hoffe, die hier niedergeschriebenen Gedanken helfen dir dabei, eine neue Welt der Möglichkeiten zu erschaffen.

Stichwortverzeichnis

Verzeichnis der Techniken und Übungen